スマホ断ち

30日でスマホ依存から抜け出す方法

キャサリン・プライス
笹田もと子　（訳）

角川新書

目次

クララに

人生は自分が注意を向けたものでできている

スマートフォンへの手紙

親愛なるスマートフォン

はじめてあなたに出会ったときのことは、いまでもよく覚えている。あなたは世に出たばかりの高価なハイテク機器で、買えるのはＡＴ＆Ｔ（アメリカの通信会社）だけ。一方の私は親友の携帯番号をぜんぶ暗記しているタイプ。たしかに、新しくついたタッチスクリーンは格好よかったけれど、当時持っていた携帯電話ですらメッセージの送信に四苦八苦していたから、新しいものに手をだす気にはならなかった。

しばらくしてあなたを手に入れたら、そこからは一気にいろんなことが起きた。どこへ行くのも何をするのもあなたがいっしょ。移動するときも、友人とのランチのときも、旅行ですらそう。あなたがシャワーにまでついてきたがるのを、最初は変だと思っていた——けれど、それは始まりに過ぎなかった。ひとりで過ごすのが当然だった時間は、どんどんふたりの時間になっていった。

あなたと私は、もうすっかり切り離せない関係だ。眠りにつく前に最後に触れるのも、朝いちばんに触れるのもあなた。病院の予約も、買い物リストも、記念日だって覚えていてくれる。友達の誕生日には、あなたが楽しい動くスタンプや絵文字を用意してくれるから、それを送るだけでいい。お祝いを電話でなくメッセージですませたことに、友達は気分を害するのではなく、「わあ、風船が飛んでる！」と喜んでくれる。

こういうごまかしの手が厚意として相手に映ったのなら、それはぜんぶあなたのおかげ。そこも感謝している点だ。

スマホ、あなたはほんとうに驚くべき存在よ。心からそう思う。時間も空間も飛び越えさせてくれるのもすごいけれど、それ以上にびっくりなのが、見つめあっているうちに寝る時間を三時間も過ぎていた夜が何度もあったこと。ベッドのなかで、これは夢かなと頬をつねったことは数えきれない――はっきり言うと、ぜんぶ夢であってほしかった。だって、あなたと出会って以来、どういうわけかよく眠れなくなっているから。

信じられないことは他にもある。あなたが贈りものをくれたのは、といっても私が自分でインターネットで買ったのだけど、どれもいっしょに湯船で〝ゆったり〟していた時間に起きたことだった。

あなたのおかげで、私はもう孤独を恐れる必要もない。不安や居心地の悪さを感じれば、あなたがゲームやニュース、話題になっているパンダの動画をすすめて、そういう気持ちを紛らわせてくれるからだ。

退屈さのほうはどうだろう。そういえばほんの数年まえまでは、ぼんやりするか考えごとをする以外にどうしようもない時間がたくさんあった。職場のエレベーターに乗ると、他の人を見ているくらいしかやることはなかったもの。それも六階ぶんも！

近ごろでは、最後にいつ退屈だと思ったのかも思い出せない。いや、それだけじゃない。他にもいろんなことが思い出せなくなっている。たとえば、友達と食事に行って、だれもスマホを取り出すことなくすんだのは、いつごろまでだったか。雑誌を一気に一冊まるごと読みきるのは、どんな気分だったか。前の段落の状況のときに感じていたこと。電信柱にぶつかったあのとき、読んでいたのはだれのメッセージだったっけ。

他にもいろいろある。要するに、いまの私はあなたなしでは生きていけない気がする。

だからこそ、どんなに辛《つら》くてもこう言うしかない。

あなたとはお別れしなければならない。

はじめに

スマホとの関係を振り返る

最初にはっきりさせておこう。本書の目的は、スマホをバスに轢《ひ》かせてしまえとあなたを説得することではない。特定の人物との関係を終わらせることが、すべての人づきあいを断念することと同じでないように、〝スマホ断ち〟はタッチスクリーンをダイヤル式電話に変えることを意味するのではない。

なにしろ、私たちがスマホを好む理由はさまざまだ。カメラにもなればＤＪにもなる。家族や友人とも連絡が取りやすくなり、思いつくかぎりありとあらゆる雑学に通じている。交通情報や天気についても教えてくれ、予定や連絡先リストも記憶しておいてくれる。なかなかすごい道具だ。

一方で、スマホには私たちのほうを道具のように動かすという一面もある。食事や映画、赤信号で止まるちょっとした時間ですら、スマホを取り出さずにいられない人は多い。ごくまれに家やデスクにうっかり忘れてきたりすると、手もとにないのに何度も何度も手を伸ばしかけて、そのたびに「そうだ、ないんだった」と思い出してやきもきする。

あなたが多くの人と同じなら、いまこの瞬間もスマホは手の届く位置にあり、そう話をふられただけでチェックしたくなるだろう。ニュースとか、メッセージとか、メールとか、天気予報とか、とにかくなんでも。

どうぞ、今チェックしてみて。あとでこのページにもどってきたら、そのときの自分の気分に注意を向けてみよう。おだやかな気持ち？　集中している？　〝いまここ〟に意識が向いている？　満ち足りた気分？　それとも、少しそわそわしていたり落ち着かなかったりする？　理由はわからないけれど、なんとなく不安？

スマホが生活の一部となって一〇年と少し。私たちはその影響がかならずしもいいものばかりではないと気づき始めている。気ぜわしくなった一方で生産性が落ちた気がする。人とのつながりが強まったはずなのに淋《さび》しさがある。私たちに自由を与えてくれたその同じテクノロジーが、鎖になったように感じられる――しかも、縛りがきつくなるにつれ、ひとつの疑問が頭をもたげてくる――手綱を握っているのはどっちだろう？　そこからは堂々めぐりだ。スマホは大好き。けれど、嫌な思いをすることもある。それに、まだだれもどう対処すればいいかわかっていないようだ。

問題はスマホ自体にあるのではない。それとの付きあい方だ。スマホはあっという間に生活の隅々にまで浸透した。そのせいで、私たちはスマホとどう付きあえばいいのか、この付きあいがこれからの人生にどんな影響を及ぼすのかを、じっくり考える機会を逸したままになっている。

他にも見て見ぬふりをしてきたことがいろいろある。スマホの何でいい気分になり、あるいは嫌な気分になるのか。のめりこみやすく、途中で見るのをやめられない理由。それによって、だれが利益を得ているのか。長時間スマホに夢中になることで、脳にどんな変化が起きるのか。人と人をつなぐと謳《うた》うデバイスが、実際には人々を分断へと追いやっているのでは、という疑問。

〝スマホ断ち〟とは、立ち止まって考える時間をつくることだ。

いまの付きあいの問題点と問題のない部分を見きわめることであり、オンラインの生活とオフラインの生活とのあいだに線を引くことだ。使う目的と使い方に意識を向けることであり――そのふたつがスマホ任せになっている、と自覚することでもある。スマホが脳に与えた影響を取り除き、スクリーンごしの関係よりもリアルな付きあいを優先することだ。

さらに言えば、ゆとりと自己コントロールを取りもどし、スマホとのまったく新しい、長くつづく関係をつくるすべを身につける機会でもある。つまり、スマホのよい部分を残し、嫌な部分を取り除いた、健全で満足感のある関係をつくること――もちろん、その主導権を握るのはあなた自身だ。

あなたのスマホ依存度は？

自分のスマホとの付きあい方がどういう状態なのかに興味が湧いたなら、次に紹介する依存度テスト(1)を受けてみよう。これはインターネットおよびテクノロジー依存症センターの設立者、コネティカット大学医学大学院の臨床精神学の准教授、デイヴィッド・グリーンフィールド博士が開発したものだ。あてはまるものに印をつけていこう。

1 気がつくと、思った以上の時間をモバイル機器やスマホに費やしている。
2 モバイル機器やスマホを、ぼんやり眺めて時間をつぶすことがよくある。
3 モバイル機器やスマホの使用中は、時間の感覚がなくなる。

4　人と会って話す時間より、メッセージやメール、ＳＮＳに費やす時間のほうが長い。
5　以前よりモバイル機器やスマホを使用する時間が増えた。
6　スマホを使う時間を少しでも減らしたい。
7　寝るときはいつも枕もとか手が届く場所に、（電源が入った状態の）スマホがある。
8　昼夜を問わずいつでも（他の作業の途中でも）スマホを見たり、メッセージやＳＮＳを使ったりする。
9　運転など集中と注意が必要な作業の最中でも、スマホを見たり、メッセージやＳＮＳを使ったりする。
10　スマホのせいで仕事や勉強の効率が落ちたと感じることがある。
11　短時間でもスマホなしで過ごすのは嫌だ。
12　スマホを意図せず車や家に置いてきたとき、あるいは圏外のときや故障中には、不安になったり落ち着かない気分になったりする。
13　食事のときは、スマホが料理の隣にある。
14　モバイル機器やスマホに着信、バイブ、通知があると、すぐにチェックしたいと強く思う。

15　特に必要がないときでも、無意識のうちに一日に何度もスマホを確認する。

印をつけた数ごとの診断

1～2個　正常。ただし、スマホ頼みの生活を推奨するものではない

3～4個　衝動的で問題のある使用の兆候がある

5～7個　衝動的で問題のある使用パターンに陥っている可能性がある

8個以上　行動嗜癖《しへき》の専門家や医療機関への相談を検討しましょう

あなたが平均的な使用者なら、自分には専門の医師による診断が必要だと気づいたところだろうか。もう認めてしまおうではないか。このテストで印が五個以下になるのは、スマホを持たない人だけにちがいない。

とはいえ、こうした使い方や感想が多くの人に共通するからといって、この状況が問題でないとも、このテストが大げさすぎるというわけでもない。むしろこの事実は、この現象が私たちの想定以上に深刻であると示しているのだ。それを証明するために、少し空想で遊んでみよう。今度、人が多い場所へ行ったら、周囲の（子供も含めた）何人くらいが

スマホを見ているかを確認してほしい。それから想像するのだ。その人たちがスマホチェックの代わりに、ドラッグを注射していたとしたら、と。大多数の人が同じことをしているという理由で、その行為がいたってふつうで、なんの問題もないことと感じられるだろうか。

スマホの中毒性が注射薬物と同じだと言いたいのではない。ただ、問題など存在しないと考えるなら、それは自己欺瞞《ぎまん》だろう。

一日の平均使用時間は四時間以上

他にもこんな事実がある。これなら、どうだろう。

・アメリカ人は平均して一日に約四七回スマホをチェックする。一八歳から二四歳では平均八二回。すべて足しあわせると、一日あたり九〇億回以上になる。[2]

・アメリカ人のスマホ使用時間は一日あたり四時間以上。これは週にすると一八時間、一カ月では一一二時間、一年では五六日ぶんになる。[3]

・アメリカ人の八〇％近くが、目覚めて三〇分以内にスマホをチェックする。[4]

・約半数にあたる人は、夜中でもスマホをチェックする（二五歳から三四歳では、その割合が七五％以上になる）[5]。
・スマホの使いすぎで〝スマホ指〟〝スマホ首〟〝スマホ肘《ひじ》〟といった、反復性運動過多損傷が起きている[6]。
・アメリカ人の八〇％以上が、〝起きているときはほぼつねに〟スマホを手もとから離さないと自己申告している[7]。
・一〇人中五人前後のアメリカ人が〝スマホのない生活は想像すらできない〟と考えている[8]。
・一〇人中ひとり前後のアメリカの成人が、セックス中にスマホをチェックすると答えた[9]。

そう、セックス中に。

こうしたデータ以上に私を驚かせたのは次の結果だ。アメリカ心理学会（ＡＰＡ）が毎年発表する研究報告「Ｓｔｒｅｓｓ ｉｎ Ａｍｅｒｉｃａ」の二〇一七年版[10]によると、アメリカの成人の三分の二近くが、定期的な〝ネット断ち〟や〝デジタルデトックス〟でメンタルヘルスが改善するという考えに賛同している。にもかかわらず、実際に実践したことのある人数は、そのうちせいぜい四分の一ほどでしかない。

健康情報や科学分野を扱うジャーナリストの私にとって、これはなかなかおもしろい矛盾に思えた。そのうえ、このテーマは私個人としても興味があるものだった。私にはこの道でかれこれ一五年以上の経験がある。本や記事で手がけた題材は、糖尿病、栄養科学や内分泌学から、マインドフルネス、ポジティブ心理学、瞑想《めいそう》とさまざまだ。ほんの短期間、ラテン語と数学の教師をしていたこともあったが、それ以外はつねに自分自身がボスだった――起業の経験がある人ならおわかりだろうが、フリーランスとしてやっていくには強固な自制心と集中力が求められる（自分でもありえないと思うのだが、ビタミンに関する歴史の本を三年かけて執筆したくらいだ）。タイムマネジメントなんてもうお手のものと、人からは見えるかもしれない。

ところが、ここ数年というもの、私のタイムマネジメント力は年々低下しているのだ。集中力も切れやすく、その持続時間も短くなっている。記憶力も衰えてきた。年をとったことによる自然な脳の衰えだという意見も、たしかに否定はできない。けれど、考えれば考えるほど、外的な要因が作用しているように思えてならなかった――そう、スマートフオンだ。

スマホを手に入れてすべてが変わった

大人になってからの日々に比べれば、私の子供のころはまだまだスクリーンが少ない時代だった。テレビはあったし放課後のアニメも大好きだったが、週末の午前中はたいていベッドに寝そべって『赤毛のアン』を読むか、ぼんやりと天井を見つめて過ごしたものだ。

中学入学とほぼ同時に、わが家にもはじめてのダイヤルアップ接続モデムがやってきて、私はすぐにアメリカ・オンライン（AOL）に夢中になった——より正確に言えば、はまっていたのは一〇代向けのチャットルームだ。そこで顔も知らない異性とのおしゃべりに胸を躍らせ、人の文法間違いを指摘して何時間も過ごした。第一世代の携帯電話（いわゆる〝低機能携帯〟）が普及し始めたのは、大学卒業のころだった。要するに、私はインターネットとともに大人になった世代だ。インターネット以前を覚えているくらいのそこその年齢で、それなしの生活が考えられないくらいには若い。

二〇一〇年、スマートフォンをはじめて手に入れてしばらくすると、どこへ行くにもスマホを持っていき、四六時中チェックするようになっていた——それは、ほんの数秒で終わることもあれば、何時間もつづくときもあった。いま思うと、ちょうどそのころからこんな変化もあった。読書量が減り、友達と過ごす時間や、大好きだった趣味の楽器演奏の時間も徐々に少なくなっていたのだ。たとえそういう時間を持てたとしても、集中力が落ちたせいでなかなか熱中できなかった。けれど、こうした出来事に相関があるとは思ってもみなかった。

恋人との関係のおかしさに気づくのに時間がかかるように、自分とスマホとの付きあいがどこか変だと気づいたのは、ずいぶんあとになってからだ。〝少しだけ〟と思ってスマホを手に取ったのに、気づくとたいてい一時間が経っていて、時間はどこへ消えたんだろうと呆然《ぼうぜん》とする。メッセージを返したら、そこからやりとりが三〇分もつづき、対面での会話とは違って無理強いされたような虚《むな》しさがある。何かを期待してアプリを開いたけれど、思っていたような満足感が得られずにがっかりする。こういったことに気づくようになったせいだろう。

自分の行動そのものがおかしいと思ったのではない。違和感を覚えたのは、無意識にスマホを使っていることや、実際に体験することなくスマホですませることの多さ、自分がひどくダメな人間だと思わされる点だ。心を落ち着けたくてスマホを手に取ったのに、落ち着くレベルを通り越して心が麻痺《まひ》することもよくあった。

また、いつの間にか習慣になっていた行動もある。文書の作成中に〝保存〟ボタンを押すと、自動的にスマホに手が伸びてメールチェックの時間になる。何か（友達、病院の予約、エレベーターなど）を待つ時間には、気づけば手のなかにスマホがある。会話の最中でもスマホをちらちら見てしまう（この習慣自体があまりに身近な存在となったため、「ファビング（phubbing）」という造語ができた。phone（電話）とsnubbing（冷たくあしらう）を足したものだ）。そういうときには、同じことをされて自分が気分を害したことなど都合よく頭のなかから消えていた。

頭の片隅につねにスマホを手に取りたい衝動があったのは、そうしなければ何か重要なことを見逃すと考えていたからだ。ところが、自分の行動を振り返ってみると、重要度なんて少しも考えていなかった。

さらに言えば、スマホは不安を解消するどころか、たいてい不安を掻《か》きたてる存在だった。寝るまえにちらりとスマホを見たばかりに受信ボックスの厄介なメールに気づき、翌朝まで放っておけばいいのにベッドで一時間も悶々《もんもん》として寝つけなかった。ひと休みしようとスマホを取り、結局、嫌な気分になってぐったりしたこともある。時間がなくてやりたいことができないとよく口にしていたが、ほんとうにそうだったのだろうか。

日常のさまざまな要素（行き方の指示を受ける、レストランを決めるなど）が、どんどんアプリ頼みになっていくのも気がかりで、行きつく先は〝金槌《かなづち》しかなければ、すべての問題が釘《くぎ》に見えてくる〟のスマホ版ではないかと不安だった。つまり、人生の舵取《かじと》りをスマホに任せるほど、スマホなしでは人生を切り開いていけない気がしたのだ。

「Ｓｔｒｅｓｓ ｉｎ Ａｍｅｒｉｃａ」の統計データによれば、同じことを気にしている人はかなりの数にのぼるようだった。そこで私は、この個人的な関心ごとをジャーナリストとして調査することにした。スマホに費やす時間が、自分のメンタル、身体、社会とのつながりにどんな影響を与えているのか、スマホのせいで頭が悪くなることがほんとうにありうるのか。それをたしかめたいと思ったのだ。

脳の構造と機能が変質する

じつを言うと調査に取りかかったころは、進展らしい進展がほとんどなかった。私があまりに注意散漫だったせいだ。それどころか、最初の記録はまるで注意障害を発症した人の日記のようだ。まず歩きスマホをする人たちを非難し、次にスマホの使用時間を減らすと森を育成できるアプリの説明に飛び、そういった脈絡のないあれこれの合間に、インターネットでスポーツブラを三枚買ったと白状する……という具合だ。

どうにか集中を維持できるようになったころ、スマホをはじめ、インターネットにつながるモバイル機器の使用時間と集中力の低下とのあいだには、関連がある可能性を示す証拠が見つかった。そもそも、こうしたデバイスは世に出てまだ一〇年ほどで、研究はどれも始まったばかりだ。それでも研究者のなかには、モバイル機器（Ｗｉｒｅｌｅｓｓ Ｍｏｂｉｌｅ Ｄｅｖｉｃｅｓ）を、ふざけ半分でＷＭＤｓ（大量破壊機器）と呼ぶ人たちもいた。スマホを長時間使用すると、脳の構造と機能の両方を変化させうることがすでにわかっていたからだ。*

具体的には、新しい記憶をつくる力、深い思考力、集中力、文章を理解し記憶する力などが影響を受ける。また、スマホの過度の使用（特にＳＮＳ）と、睡眠障害や不安、抑うつ症状とのあいだの相関を認める研究結果や、情緒不安定性、自尊心、衝動性、共感力、自己認識や自己イメージにも悪影響を及ぼす、と結論づける研究がいくつもあった。(11)

気が重くなる事実と言えば、スマホが私たち（特に、若者）の他者との対面でのかかわり方（あるいは、かかわらなさ）に劇的な変化を起こしている、と多くの研究者が認めている点だ。社会的な交流がスクリーンに移ったことの心理的影響は、かなり深刻だという。心理学者のジーン・トゥエンギは著書『スマホ世代（iGen）』のなかで、次のように主張している。「スマホ世代は、ここ数十年で最悪レベルのメンタルヘルスの危機に直面している、と言っても過言ではない」[12]トゥエンギは過去二五年にわたり、世代間の変化について研究してきた人物だ。それでも、これほど短期間でこれほど多くの劇的な変化が起きた例は記憶にないとし、「こうした変質の原因は、大部分がスマホにある」と言い切っている。

今回の調査のなかで、私は書き言葉の歴史をひもとき、それを（ネットのまとめ記事ではなく、本のかたちで）読む行為が、脳をさまざまに変化させ、思考を深めるのに役立ってきたことを知った。他にも、インターネットでの情報の見せ方が注意力や記憶力を削《そ》ぐという事実や、モバイル機器のなかでも特にスマホは依存性が高いこと（そして、それによってだれが恩恵を受けているか）についても、現時点で明らかになっていることを確認した。習慣や依存症、神経の可塑性についての本も読んだ。正常な精神状態の人がスマホの使用によって、自己愛性《ナルシシズム》パーソナリティ障害や強迫性障害（ＯＣＤ）、注意欠如・多動症（ＡＤＨＤ）といった精神障害の兆候を見せるようになった事例についても知った。[13]

また、長年担当してきた心身の健康の分野の取材データも見返した。調べれば調べるほど、スマホがいびつな関係にある恋人のように私には思えてきた。自分を惨めな気持ちにさせる力と、離れられなくする力の両方をもっているだれか（この場合は〝何か〟だが）というわけだ。

さらに調査を進めるなかで、このデバイスに対する私たちの執着は、小さな問題ではないという確信が強まった。これは切実な問題（むしろ〝社会全体の問題〟）であり、どうにかしなければならないものだ。

ところが、どれだけ調べてもいちばん必要なものが見つからない――解決策だ。本や論文のなかで、制限と自制心のあわせ技で使用時間を減らすヒントやコツを見かけることはあった。けれど、そのどれもが、これほど厄介きわまりない問題への対応策にしては表面的すぎる気がした。

私の理解では、スマホに手を伸ばす理由はさまざまだ。ほんとうに何か用があるという場合もあれば、潜在意識や驚くほど根深い感情が原因となっていることもある。使うのを控えようと自分に言い聞かせるのは、ワルに惹《ひ》かれるなと自分に釘をさすのとたいして変わらない。〝言うはやすし、おこなうは難《かた》し〟で、おそらく最後は経験豊富なセラピストにご登場いただくことになるだろう――もしくは、最低でもよく練られた作戦が必要だ。ところが、そんな作戦がどこにも存在しないようなのだ。そこで、私は自分でつくることにした。

週末の〝デジタル休暇〟実験

最初の一歩は、自分で実験することだった。夫と私はスマホを含むあらゆるインターネットに接続できるデバイスから、二四時間のデジタルデトックスをすることにした。金曜日の夜、夕食の席でキャンドルを灯《とも》し、最後にちらりとスマホをチェックしてから電源を切った。それから二四時間は、すべてのデバイスの電源を落とした状態で過ごす。タブレットとパソコンも使わない。金曜日から土曜日の夜まで、私たちは完全にスクリーンを断った。

そのなかで味わった違和感、そして感情の両方に、とにかく驚かされた。最初はひっきりなしにスマホに手を伸ばしたい衝動に駆られた――大切な電話やメッセージを見逃さないかという不安のせいだと思っていたが、正直に言えば、それこそが依存の兆候だろう。

ところが、その衝動に抗《あらが》いつづけてようやく終了の時間になったとき、驚いたことにスマホを再起動するのが嫌だと感じたのだ――これほど短期間でスマホに対する意識が変わったことも驚きだった。結局、その体験自体はつらいというより、むしろリフレッシュになるものだったので、私たちはこの試みをつづけることにした。

この週末の習慣を私たちは〝デジタル休暇〟と呼び、二度、三度とつづけるうちにやり方にも慣れ、問題点も改善できた。スマホに気をとられることのない時間は、進みがゆるやかになるようだった。ふたりで散歩し、本を読み、いつもよりたくさん会話する。それだけで以前よりも健やかで、地に足がついたように感じた。知らないうちに離れ離れになっていた自分の一部を、取りもどすような体験だった。しかもその感覚は、デジタル休暇のあとも数日つづくのだ――デジタル二日酔いとでも言うべきものは、じつに心地のいいものだった。

そうなると、週末以外のスマホとの付きあい方も変えたくなるというものだろう。私はそのポジティブな気持ちがもっと長続きするか試したくなった。とはいえ、どうすればいいのか。スマホに支配されたくはないが、だからといってスマホを手放したいわけでもない。それでは悪い点があるからと良いものを放棄するのと同じだ。

むしろ、必要なのはバランス、新しい付きあい方だ。必要があるときや楽しみたいときは使うが、無意識にスワイプ地獄に陥ったりはしない。そういう新しい関係性をつくるには、いまの関係から一歩引いてみなければならない。時間が必要だ。余裕も必要だ。つまり、私はスマホ断ちしなければならなかった。

＊本書のタイトルとしては、〝モバイル機器断ち〟のほうが適切だったかもしれない。タブレットもスマホと同様に問題になりうるものだからだ。そう遠くない未来にはスマホの代替品も出てくるだろう。タイトルは変えなかったが、本書の〝スマホ〟の部分は、いまお使いのデバイスにかえて読んでもらいたい。

「スマホ断ち」プログラムの開発へ

スマホ断ちをすると人に話したとき、意図や理由を尋ねられることはなかった。代わりに、だれもが異口同音に言った。「私にも必要だ」と。

そこで私は、みんなの協力をあおぐことにした。有志の参加者を募るメールを送ったところ、すぐに一五〇名近くが集まった。年齢は二一歳から七三歳と幅広く、居住地は六カ国にわたり、アメリカ国内だけでも一五州にのぼった。職業で見れば、教師、弁護士、医師、作家、マーケター、広報担当者、専業主婦、データサイエンティスト、コンピュータープログラマー、編集者、プロの投資家、非営利団体の幹部、自営業者（アクセサリー製作者、グラフィック・デザイナー、音楽教師、専属料理人、インテリア・デザイナー）といった人たちだ。

手始めに、私は解説と課題をつくった。過去に取材したマインドフルネス、習慣、選択アーキテクチャー、注意散漫、集中、注意、瞑想、プロダクトデザイン、行動嗜癖、神経可塑性、心理学、社会学、破壊的新技術の歴史を参考にした。それを一度自分で試し、それから全員に送って意見や感想を求めた。それらを取り入れて完成したのが、このプログラムだ。

私にとって驚きだったのは、どの感想もとても率直だったこと、多くの課題がみんなに共通していた点だ。グループ実験が終わるころには、私は次の三つの結論に達していた。

まず、これは広く一般的な問題であること。多くの人が自分はスマホ依存症ではないかと心配していた。ふたつ目は、悲観的な声もあるが、私たちには依存を断ち切る力があるということ。三つ目は、スマホ断ちによって変えられるのは、自分とそのデバイスとの関係だけではない。人生をも変えうるという点だ。

とはいえ、スマホ断ちの重要性を実感できなければ、やってみようとは思わないだろう。

そのため、本書の前半部〝目を覚まそう〟は、読者を震えあがらせるのが目的だ。スマホが癖になるようデザインされている理由と背景、長時間使うことでその関係性と心身の健全性にどんな影響を及ぼすのかをまとめた。これもスマホ断ちに不可欠な一ステップだ。たとえるなら親友にバーの片隅に連れていかれ、彼氏や彼女のひどいふるまいのひとつひとつを数えあげられるようなものだろう。最初は〝放っておいて、これは私の人生よ！〟と反発したくなるかもしれない。けれど最後には、友人が正しいと気づき、どうすればいいのだろうと不安になってくる。

どうすればいいかについては、本書の後半の〝スマホ断ち〟でご紹介する。これは三〇日間の実践型のプログラムで、あなたがいまよりも健全な新しい関係を構築できるよう手助けするものだ。それに、どうぞご安心を――スマホと別々に過ごそうと提案する期間は最長でも二四時間。それ以上にスマホとの別行動を強いるステップはない。代わりに、さまざまなエクササイズを用意している。それらを実践していけば、あなたにあった持続可能で心地よい関係性をすんなりと築けるはずだ。

また、本書ではこのプログラムの体験者の声を、自分を振り返るヒントとして数多く紹介している（ただし、プライバシーの保護のため、一部の方の名前は変更してある）。

ちなみに、いま気づいたのだが、この本の読者はきっと二種類に分かれるだろう。自分でこの本を買った人と、心配する友人／親／親戚《しんせき》／ルームメイト／パートナーに本を渡され、この贈りものを心から喜んでいるわけではない人たちだ。

後者の方々に対しては、申しわけなく思う。第三者に自分の問題を指摘されるほど嫌なことはない。けれど、こっそり秘密を教えよう。**あなたにこの本をくれた当の本人も、おそらくスマホ中毒だ。**その人がそこまでひどくなかったとしても、あなたのまわりにはスマホとの関係を見なおしたほうがいい人がかならずいるだろう。そこで提案だ。本書のなかに、あなたにとってプラスになるものがあるか確認してみてもらえないだろうか。それが終わったら、今度はその人に本を突き返すのだ。できれば、手書きのメモをつけて——次はあなたの番、と。

あなたがどんな人であれ、取り組む理由がなんであれ、スマホ断ちがひと筋縄でいかないことは間違いない。自分を振り返る必要もあれば、固い決意もいる。あえて手放せないようにつくられたデバイスから、どうにかして自分の人生を取りもどすという決意だ。

それでも、私だけでなく、スマホ断ちをともにやり遂げた仲間たちは断言するだろう。試す価値は十二分にあると。この取り組みでテクノロジーとのより健全な関係を構築できるのは当然だが、効果はそれだけでない。スマホとは無関係に思える、人生の他の部分にも好影響が出てくるのだ。スマホとの付きあい方を意識するほど、スマホの外の世界は鮮やかさを増し――自分がその世界にもどってくることを、どれほど待ち望んでいたかを実感することになる。私たちは心のどこかで、人生がスクリーンの外にしかないことを知っている。スマホ断ちでは、そんな確信を取りもどせるだろう。それは早ければ早いほどいい。

ときおり、すべてを一変させる革新的な製品が現れる。[14]

――スティーブ・ジョブズ

（二〇〇七年初代iPhone発表時）

第1章　目を覚まそう

1　スマホは依存させるようにできている

何か新着はないかとインスタグラムやニューヨーク・タイムズをチェックするとき、じつは内容なんてどうでもいいんだ。ようは新しいことを目にしたいだけだから。みんな、その気持ちに取りつかれてるんだよ。[15]

——アジズ・アンサリ（俳優、コメディアン）

スティーブ・ジョブズもビル・ゲイツも子供にデジタル機器を持たせなかった

これまでにも人々を震えあがらせたテクノロジーはたくさんあった。電報、電話、ラジオ、映画、テレビ、ビデオゲーム、さらには本も。これらはすべて、世に登場したときには騒動を巻き起こしたが、時間が経つにつれて、それほど実害はないと認識されるようになった。スマホもそういうテクノロジーのひとつだと考えたくなる気持ちはわかる。

ところが、無闇に不安をあおるべきではないが、スティーブ・ジョブズはやはり正しかったのだ。スマートフォンは他のものとは違う。もちろん、いい意味でそう表現されることも多い。けれど、スマホは言葉を返す。しつこく気を引こうとする。仕事中に邪魔をする。注目を求め、そうすると見返りをくれる。スマホのこうした厄介なふるまいは、以前ならばきわめて不愉快な人だけに見られるものだった。

そのうえ、スマホはインターネットへの入り口でもある。それまでのどんなテクノロジーとも違い、つねにそばに置いておけるものだ。

スマホはまた、一般消費者向けの商品としてははじめて、使用時間が長くなるように意図してつくられた。グーグルの元プロダクトマネージャーであるトリスタン・ハリスは、こうしたデバイスが人々の心を操るように設計されている、という認識を広める活動をおこなっている。そのトリスタンによると、「一九七〇年代の携帯電話の向こう側には、日々改善に取り組む大量のエンジニアはいなかった……いまのスマホは人を丸めこむ手管にどんどん磨きをかけている(16)」という。

iPhoneの生みの親であるジョブズが、自分の子供たちに自社製品を限定的にしか使わせなかったのは、おそらくそれが一因だろう。ニューヨーク・タイムズ紙のテクノロジー記者ニック・ビルトンが、子供たちはｉＰａｄを気に入っているかとジョブズに尋ねたところ、ジョブズはこう答えた。「うちの子たちはまだ使っていないんだ。家のなかで使うデジタルテクノロジーは制限しているから」[17]

マイクロソフトの創業者ビル・ゲイツと妻のメリンダも同じような対策をとっていた。自分の子供たちには、一四歳になるまでスマホを持たせなかったのだ。[18] ビルトンによれば、テクノロジー業界の経営者や出資者の大半が「子供のスクリーンタイムを厳しく制限している」という——それをふまえ、ビルトンは記事をこう結んでいる。「ＩＴ企業の幹部たちは、一般の人々が知らない何かを心得ているようだ」

昨今では数多くのメンタルヘルスの専門家が、その〝何か〟を依存症のリスクだと結論づけている。この表現はさすがに大げさだと思うだろうか。ここで話題になっているのは薬物ではなく、デジタルデバイスなのだから。けれど、依存の対象になるのは薬物やアルコールだけではない——ギャンブルやエクササイズといった行動に対しても起きる。[19] そして、依存にはさまざまな度合いがありうる。つまり、人生を台無しにしない程度に依存症になることは可能なのだ。

依存のからくり

では、依存とはどういった状態だろう。定義のうえでは、弊害があるが意に反して何か（薬物やギャンブルなど）をやめられないこととされている。

カナダの精神科医ノーマン・ドイジは著書『脳は奇跡を起こす』（竹迫仁子訳、講談社インターナショナル、二〇〇八年）で、依存症の特性を次のように解説している[20]。「依存症とは、特定の行為に対する制御を失い、悪影響があるにもかかわらず衝動的にそれを求め、耐性によって徐々により強いレベルの刺激でなければ満足できなくなり、また依存対象による満足が得られない場合には離脱症状を起こすもの」

この説明は、私たちの多くがスマホで経験していることそのものではないだろうか。そのうえ、IT企業の大半は〝依存〟という表現を用いることに抵抗はないようだ（現に、マイクロソフト・カナダは二〇一五年度の消費者レポートで、一ページいっぱいのデータに、〝テクノロジーに対する行為依存の傾向は明らか。とりわけ若いカナダ人において顕著〟という見出しをつけた[21]）。それでも、この言葉が引っかかるなら、それはそれで仕方がない——どう表現してもらってもいい。

ただし、スマホをチェックするときにも、依存を引き起こすのと同じ現象が脳内で起きることはたしかだ。気分をよくするさまざまな脳内化学物質が分泌され、報酬系という回路が起動する。

つまり、革新的なテクノロジーは、ジョブズが言ったように単純に〝現れる〟のではない。革新を起こすべくつくられる。スマホやアプリの開発企業は、自社製品がもつ神経への作用を認識しているだけでなく、そうした機能を製品にこれでもかと詰めこんでいる――私たちがスマホへ向ける時間と注目を最大化することが明確な目標になっているのだ。業界用語では、それを〝ユーザーエンゲージメント（ユーザーとの結びつき）〟と呼ぶ。

企業がエンゲージメントにこだわるのはなぜか。間もなく詳細をお伝えするのだが、はっきり言えば、それが利益の源泉だからだ。

だからといって、IT企業が社会に対して害意をもっていると言いたいのではない（むしろ、そうした企業の従業員の大多数は、世界をよりよくしようと考えている人たちだろう）。また注目すべきは、問題を引き起こしかねないスマホの特徴こそ、スマホを便利で快適なものにしているという点だ。依存を引き起こしかねない要素をすべて取り除けば、私たちがスマホを好ましく思う理由もなくなる。

とはいえ、IT企業の経営者たちが自分の子供のスマホ使用を制限しているという事実は、メリットをデメリットが超えうると当人たちが認めていることのあらわれだ――自分たちがつくった製品から、家族を守る必要性を感じるほどなのだから。ドラッグの売人の格言はシリコンバレーにもあてはまる。

つまり、〝自分の売りものでハイになるな〟。

2　ドーパミンの起爆剤

時代を経て薬物が強力になったように、行動がもたらす興奮も昔と比べてはるかに強くなっている。世のプロダクトデザイナーたちの優秀さたるや、いまや前例のないレベルだ。どのツボをどう押せば私たちをそそのかすことができ、何度も何度も製品を使いたくなるかを熟知している。[22]

――アダム・オルター『僕らはそれに抵抗できない「依存症ビジネス」のつくられかた』〔上原裕美子訳、ダイヤモンド社、二〇一九年〕

依存を引き起こすドーパミンの作用

製品の使用時間をできるだけ延ばすために、プロダクトデザイナーたちは依存症を引き起こすとされる方法で、脳内の化学物質をたくみに操っている。

そこで主役になるのがドーパミンと呼ばれる物質だ。ドーパミンにはさまざまな役割があるが、特に押さえておくべきはひとつ。快楽にまつわる受容体を活性化することで、特定の行動と報酬とをセットで記憶させるというものだ（レバーを押せば餌が出てくる、と学習したネズミの話を思い出してほしい）。ドーパミンは快楽をもたらす――そして、私たちは快楽を味わうのが大好きだ。だからこそ、ドーパミンを放出する体験を何度も繰り返したくなる。

ところが、話はそれで終わらない。特定の行為で何度もドーパミンが分泌されると、その因果関係も記憶される。すると、その行為をただ頭に思い浮かべるだけでもドーパミンが放出される。つまり、期待感でドーパミンが出るようになるのだ。

あとで得られる満足感を予測する力は、人間が生きのびるうえで不可欠なものだった――たとえば、食料を探すときの原動力になる。けれど、それは同時に渇望感を引き起こし、もっとひどい場合には依存症の引き金にもなる。

スマホを見れば報酬が得られると脳が学習すると、遠からずスマホを思い浮かべるだけでドーパミンが分泌されるようになる。スマホ中毒の始まりだ（人がスマホをチェックしているのを見ると、自分もチェックしたくなると感じたことはないだろうか？）。

興味深いのは報酬にはプラスとマイナスがある点だ。スマホに手を伸ばす理由は、よいことが待ち受けているという期待感や予測である場合もあれば、反対に退屈さや不安といった不快なものを回避するためだという場合もある。どちらでも結果は同じだ。脳内でスマホチェックと報酬が結びつけば、私たちはとにかく何がなんでもスマホを見たくなる。ラボのネズミのように、餌を得るためにひたすらレバーを押しつづけるようになるのだ。

ありがたいことに、食べ物に対する欲求は満腹になれば自然と落ち着く（でなければ、胃が破裂するかもしれない）。一方で携帯電話や多くのアプリでは、もうじゅうぶんだと気づかないように、〝やめどきのサイン〟が意図的に排除されている――これが時間を忘れて没頭しやすい理由だ。

じつは私たちはある程度の段階を過ぎると、このままつづければ不快な思いをすると気づいている。ところが、脳はそこでストップをかけるのではなく、対処策としてさらにドーパミンを求めるという判断を下す。こうしてまたスマホを見ることになる。それが何度も何度もつづくのだ。
そうなると、人は自分の自制心のなさを責めがちだ――つまり、自己嫌悪に陥る。しかし、私たちは気づいていない。このデバイスの裏にはプロダクトデザイナーがいて、途中で使用をやめることがきわめて困難になるよう意図してドーパミンを操っているということを。〝脳のハッキング〟と呼ばれるこのテクニックは、要するに、脳内物質を使った行動操作だ――そして、一度その特徴を見抜けるようになれば、スマホがそうした技の塊だと気づくようになるだろう。

ユーザーは実験用モルモット

二〇一七年、ニュース番組の〈60ミニッツ〉は、ホストのアンダーソン・クーパーによるラムジー・ブラウンのインタビューを放映した。ブラウンは神経科学をおさめた人物で、ドーパミンラボというスタートアップを興した。アプリの制作会社向けに、脳のハッキング方法を開発する会社である。その使命は、アプリでどのタイミングに何が起きれば「あなたにちょっとした特別感を与えられるか」を探り出し、そのアプリに夢中にさせることだ（念のために伝えておくと、ブラウンは才気煥発《かんぱつ》で善良な人物という印象だった）。

その具体例として、ブラウンはインスタグラムをあげた。〝いいね〟がついたことを表示するタイミングをずらすコードをつくり、それによってもっとも効果的な瞬間に新着の〝いいね〟をひとまとまりにして一気に知らせることができるようにしたという――新しい〝いいね〟を浴びせることで、アプリを閉じる気を奪おうという作戦だ。ちなみに、ブラウンの言葉に出てくる〝あなた〟は、本書を読んでいるあなたのことだ。

ブラウンの説明はつづく。「こういう予想アルゴリズムがあります。たとえば、いま観察中の二三一番実験の被験者79Ｂ３とされる、あるユーザーについて見てみましょう。この人物に対しては、あの情報よりこちらの情報を一気に流したほうが行動が改善されると私たちは考えており……あなたを含めた数えきれないほどの人間が、こんなふうにリアルタイムで進む実験の一部になっているんです」

「つまり、私たちは実験用のモルモットだと？」インタビュワーのクーパーは尋ねた。

「まさにモルモットだ。箱のなかのボタンを押せば、たまに"いいね"をもらえるモルモットです。それをつづけることで、あなたたちを箱のなかに閉じこめておけるんです」

興味深いのは、ブラウンが〈60ミニッツ〉の公開インタビューに応じた数少ないテクノロジー企業側の人間であり）ＳＮＳの使用時間を減らすためのＳｐａｃｅというスマホ用アプリを制作している点だ。これはアプリの起動に一二秒の遅れを発生させるもので、その遅延をブラウンは〝禅の時間〟と名づけた。思いとどまるチャンスをくれるアプリというわけだ。

ところが、ＡｐｐＳｔｏｒｅは当初、Ｓｐａｃｅの販売を許可しなかった。[23] ブラウンいわく、「ＡｐｐＳｔｏｒｅに拒否されたときのアップル社の審査結果には、他のアプリやｉＰｈｏｎｅの使用時間を減らすことを目的としたアプリの配布は許可できない、とありました。つまり彼らの製品への依存度を減らすようなものを出してもらっては困るということです」（その後の〈60ミニッツ〉の報道によれば、「このインタビューが最初に放映された数日後、アップル社より番組に連絡があり、方針を変更し、ＡｐｐＳｔｏｒｅでのＳｐａｃｅ配布を許可した」とのことだ。）

3　業界の手口

三社に勤めるひと握りのデザイナー（ほぼ全員が二五歳から三五歳の男性、白人、サンフランシスコ在住）の判断が、世界の何億もの人々の何に注意を向けるか

を左右している。そんなことはこれまで一度としてなかった。(24)

——グーグルの元社員であり倫理的デザイナー　トリスタン・ハリス

ドーパミンの作用についての理解を深めると、脳ハッキングの仕掛けを目にしたときにそうと気づけるようになる。ここでは人間の心の奇妙な特性と、それらがどのように誘導に使われているかを、スマホの視点から確認していこう。

新しいもののジャンキー

恋愛の初期の、相手に会いたくて何も手につかない感じをご存じだろうか。あれもドーパミンの作用だ。ドーパミンは目新しさを感じるたびに分泌される。

ただし目新しさが薄れると分泌量も減る。ちょうどハネムーン直後がこの段階で、そこで関係が終わることも多い。けれど、スマホの場合はそうはならない。付きあいを終わらせようという考えすら浮かばないだろう。なにせ新しさを絶えず提供してくれるツールだ——その結果、私たちはドーパミンの連打を絶えず浴びることになる。

何かに飽きたり不安になったりしたときは……メールチェックをどうぞ。たいしたメールがない？　それなら、次はＳＮＳを確認しよう。まだ足りないなら、別のＳＮＳへ。それから、また次のＳＮＳへ。いくつかの投稿に〝いいね〟をつけて、新たに何人かをフォローする。だれかがフォローを返してくれていないかを確認しよう。念のため、もう一度メールをチェックして……こうして、同じアプリを二度使うことなく数時間くらいは簡単に過ごせる――そのうち集中していた時間はせいぜい数秒ほどだろう。

あえて伝えておくが、ドーパミンによる高揚感と幸福感は別ものだ。ただし、それを脳に理解させられるかどうかは……どうぞたしかめてみて。

三つ子の魂は変わらない

二、三歳の幼児の相手をしたことのある人ならご存じだろうが、幼い子供は反応が返ってくる行動が大好きだ。壁のスイッチを押すと明かりがつく。ボタンを押すと呼び鈴が鳴る。ほんの少しでもコンセントに興味を示すと、大人が飛んでくる。

この特性から私たちが卒業することはない。いくつになっても自分の行動に反応が返ってくるのは嬉《うれ》しくてしょうがないのだ。こうした反応を心理学用語で〝強化〟と言う。特定の行為で何度も強化が起きると、その行為を繰り返す確率は高くなる（奇妙なことに、返ってくる反応が望ましいものでなくても強化は起きる。子供が紙粘土を口に入れたので叱ったとする。これでもうやらなくなるだろうと思うかもしれないが、断言してもいい。そうはいかない)。

スマホは気分をよくするささやかな強化の集まりだ。ことあるごとにドーパミンを分泌するので、私たちはますます手放せなくなる。リンクに触れるとページが開く。メッセージを送るとシュッと小気味いい音がする。こうした強化が積み重なって心地よい操作感を生み、余計にスマホを触っていたくなるのだ。

ハズレに燃える

人にスマホを何度もチェックさせるよう仕向けるには、毎回何かいいことが待っているようにするのがいちばんだと思うかもしれない。

じつは私たちが夢中になるのは、結果が一貫しているときではない。むしろ、予測がつかないときなのだ。あることが起きるとわかっているが、それがいつ起きるのか、そもそも起きるかどうかもわからない状況にこそのめりこむ。

このように予測不可能な状況で報酬を得ることを、心理学用語では〝間歇《かんけつ》強化〟と言う。

私は〝イヤなヤツにはまる理由〟と呼んでいる。どんな言葉で表現してもいいのだが、ともかく、こういった予測不可能な要素がスマホのアプリのほぼすべてに組みこまれている。スマホをチェックしていると、ごくまれに気分をよくするものに出会う——お褒めのメール、片思いの相手からのメッセージ、おもしろい記事。それでドーパミンが分泌されると、私たちの頭のなかでスマホチェックと報酬の獲得がひと括《くく》りに認識されるようになる。不安から逃れるためにスマホを手に取り、いつの間にか忘れられたという経験もあるだろう。この場合も同じだ。

行為と報酬とのあいだの結びつきが完成すると、報酬を得られるのが五〇回に一度でも、そんなことはどうでもよくなる。ドーパミンによって、脳はそのたった一度を記憶に刻みこんでいるからだ。そうなれば、五〇回のうちでいつあたりが出るかわからないという事実は、私たちはひるませるどころか、ますますスマホへと駆り立てる。

スマホの他にも、この間歇強化という報酬システムを使って人を突き動かすデバイスが存在する。なんだかわかるだろうか——スロットマシーンだ。

じつのところ、このふたつの機器は共通点があまりに多いことから、倫理的デザイナーのハリスは、よくスマホをポケットに入れたスロットマシーンにたとえる。

「テクノロジーはいかにして脳をハイジャックするか」と題された記事で、ハリスはこう説明する。「スマホをポケットから取り出すとき、どんな通知が出るかとスロットを回している……インスタグラムのタイムラインを下へ下へとスクロールしながら、次にどんな画像が出てくるかとスロットを回している。マッチングアプリでプロフィール写真を右へ左へとスワイプしているときも、次こそマッチする相手かと期待しながらスロットを回している」[25]

ハリスのこの指摘には、とりわけ不安をかきたてられる。もうお気づきだろうが、スロットマシーンは、使いたい衝動を抑えられないほど報酬システムを刺激するようあえてつくられた、史上屈指の依存性を持つ機器である。

不安が嫌い

進化において不安は重要な要素だ。行動を起こす動機になるからだ（餌の心配をするライオンのほうが、呑気《のんき》にかまえているライオンより飢える可能性は低そうだ）。とはいえ、不安は起こりやすく、解消できない場合にはストレス性の症状に発展しかねない。

カリフォルニア州立大学ドミンゲスヒルズ校の心理学教授ラリー・ローゼンによると、[26]

スマホは意図的に不安をあおっているという。手に取るたびに新たな情報を提供し、同時になんらかの感情をかきたてる。それにより、ほんの一瞬でもスマホを置くと、何かを見逃すのではと不安になるのだ。

この不安感は、一般にＦＯＭＯ（何かを見逃す不安：Fear of Missing Out）と呼ばれている。こちらに比べて過小評価されがちな対義語、ＪＯＭＯ（見逃す喜び：Joy of Missing Out）と混同しないよう注意が必要だ。

人類はこれまでもつねにＦＯＭＯにさらされてきた。それでも、その不安に完全に取りこまれずにすんでいたのは、スマホが登場するまでは自分が見逃したものを知ることが容易でなかったからだ。いったん家を出て（固定電話からも離れ）パーティ会場に行ってしまえば、同じタイミングで別に開かれたパーティのほうが楽しそうだったとしても知るすべはない。よくも悪くも、目の前のパーティがすべてだった。

けれど、スマホがあれば大きな魚を逃しかけていることを簡単に調べられるだけでなく、（通知機能で）くしゃみさながらにＦＯＭＯを浴びせかけられる。やがて心の平穏を保つ唯一の方法は、見逃しているものはないかと始終スマホをチェックすることだと確信するようになる。

ところが、それではスマホ起因のFOMOは解消されるどころか、悪化してしまうのだ。スマホから目を離すたびに、闘争・逃走反応を引き起こすコルチゾールという、ストレスホルモンが副腎皮質《ふくじん》から分泌されるようになるからだ。コルチゾールとは不安を感じさせるものだ。

私たちはできるだけ不安を感じたくない。そこで不安を和らげようとスマホに手を伸ばす。一瞬、気が晴れる。ただし、スマホを置くと……またもや不安が襲ってくる。FOMOにとらわれているかぎり、スマホを見て、触れて、スワイプして、スクロールすることを繰り返すしかない。不安を紛らせようとする行動は悪習慣のループを強化し、結局、いたずらに不安を増大させるだけだ。

愛されたい欲求

人間は社会的な生き物であり、居場所があるという実感をなんとかして得たいと望むものだ。

ほんの少しまえまでは、そうした確認（あるいは、拒否）は現実世界において、人から知らされるものだった。私がそれを体験したのは中学生のとき。友達だと思っていた人たちが集まってクラスメイトの人気度を一〇段階で採点していた。私についた点数はマイナス三。

念のために伝えておくと、本来、一〇段階評価にマイナスの数は含まれない。それはともかく、ここで重要なのは、私に対するこの判決が比較的ひと目の少ない場所で、面と向かって言い渡されたという点だ。一方で現在では、評価はオンラインにアップされ、みんなにさらされる――そのうえ、それに賛同するかの投票までおこなわれる。ウーバーの運転手に対する評価であれ、SNSの〝いいね〟であれ、人気アプリの大半が、ユーザーにたがいを評価しあうよう仕向けている。

こうした機能がどのアプリにも存在するのは偶然ではない。プロダクトデザイナーたちは、人に認められたいという人間の根源的な欲求を心得ていて、評価の軸を増やせば、私たちがその結果を確認せずにはいられないと知っているのだ。アダム・オルターは著書『僕らはそれに抵抗できない「依存症ビジネス」のつくられかた』〔上原裕美子訳、ダイヤモンド社、二〇一九年〕で、フェイスブックに〝いいね〟ボタンが実装されたことによる心理的影響を、「どれほど強調しても足りない」と評した。[27]「投稿に〝いいね〟がつかないことは個人的につらい出来事だというだけでなく、広場で敗者の烙印《らくいん》を押されるも同然だ」

私が二五年まえの人気度評価の一件をいまだに覚えているのも妙な話だが、私たちがこうした評価を気にしているというのもまた不思議な話だ。それでも、それが事実であることは疑うべくもない。

さらに奇妙なことに、私たちは単に他者からの評価を気にするだけではない――評価されることを求めてもいる。写真やコメントをアップするのは、自分がいかに人から愛され好かれているか、より深い次元では、どれほど自分が大切な存在であるかを示すためだ。そして、他者が（オンライン上の見せかけだとしても）同意してくれるかを確認するために、ひっきりなしにスマホをチェックする（そういえば、私たちは自分のタイムラインが、できるだけ楽しくてすばらしい日常を送っているように見えるよう演出したものだと自覚しているが、他者が同じことをしているのは失念しがちだ）。

こうしたことを考えあわせると、ＳＮＳの過度の使用と、うつ病の発症や自尊心の低下とが関連づけられる[28]のも納得だろう。みずから進んで思春期の闇を追体験しているという事実には、納得できないかもしれないが。

流されるがまま

ユーチューブやネットフリックスといったプラットフォームが、次に見る（というより、見せられる）ものリストから、エピソードのつづきを自動で再生するのには理由がある。流れに逆らうよりも、流されるほうが楽だからだ。ひとつのエピソードが終わって五秒以内に次の動画が始まると、そこで視聴を終える可能性は低くなる（サービスによっては、この機能を解除できる。もし可能なら、一度オフにして視聴するコンテンツ数が変わるか試してみよう）。

特別な存在でありたい

人は自分が特別だと感じるのが大好きだ。だからこそスマホには、自分にあわせて特別仕様にするための、さまざまな手段が用意されている。ホーム画面やロック画面では個人で撮った写真を背景にすることができ、着信音を好きな曲にすることも可能だ。表示されるニュースのカテゴリを選択することもできる。

そうした機能でスマホはさらに便利で楽しいものになる。しかし、スマホに自分らしさ（そして自分の特別さ）が投影されていると感じるほど、私たちのスマホを使う時間は延びる傾向がある。一度、スマホの変更可能な設定を、できることとできないことという観点から批判的に見てみてほしい。使用時間が長くなりそうな選択肢はたくさんあるが、減らすことにつながりそうなものは、ほとんどないと気づくだろう。

たとえば、私のスマホではヴァーチャルアシスタントの声を、アメリカ人女性からイギリス人男性に変更できる——そのイギリス人にジョークを言わせるかも選択できる（〝過去と現在と未来がバーに入ってきた。とんだごジセイだ〟）。

一方で、メッセージの自動応答機能がスマホに搭載されるまでには、かなりの年月（と少なくとも一件の訴訟[29]）が必要だった。それ自体、特に革新的な技術だというわけではない。Ｅメールでは休暇中だと知らせるのに長年使ってきた機能だ。これがあればスマホから距離を置きやすくなるだけでなく、人の命を救うことにもなるだろう。多くの人が運転中にメッセージを返す、たったひとつの理由——やりとりの途中で相手を待たせたくない、という状況をなくせるのだから。

結局考えれば考えるほど、トリスタン・ハリスと同じ結論にたどりつくのではないだろうか。「用意された設定項目をよく見れば、私たちのほんとうのニーズとはあっていないことがわかってくる[30]」

代わりは自己調達

これまでに見てきたように、〝いい気分でいたい〟の裏返しは〝嫌な気分になりたくない〟だ——それも、できるだけ手間をかけずに。だからこそ、人はネガティブな気持ちの根本原因に取り組むよりも、アルコールやドラッグ……そしてスマホに頼る。

二〇一七年、ニューヨーク・タイムズ紙の記者マット・リヒテルは、アメリカのティーンエイジャーのアルコールとドラッグの摂取率が、この一〇年下降傾向にあると報じた。いいニュースだ——依存対象が別のものにすり替わっただけ、というのでなければ。「若者にとってスマホはドラッグの代替品?」という記事の見出しに対して、記事に登場した専門家の大半が、答えはイエスだろうと答えた。

記事のなかで、あるスクールカウンセラーは自分の娘についてこう語っている。「娘がマリファナに操られている様子は、現時点ではまったくないと考えています。「ですが」、彼女は寝るときはいつもスマホといっしょです」

自分の心が怖い

スマホにひとつ強みがあるとすれば、それは自分と向きあう時間を二度ともたずにすむ点だ。

折よくこんな研究がある。二〇一四年、ヴァージニア大学とハーバード大学の研究チームが、二部構成の実験結果をサイエンス誌に発表した[31]。自分の心と向きあうのを避けるために、人がどこまで我慢するかを検証したものだ。

実験の第一段階では、被験者は軽い電気刺激を受け、それが金銭を支払ってでも避けたいほどの苦痛だったかを問われる。

それに対し、四二人が金を出したほうがましだと答えた。その後、四二人はそれぞれ何もない部屋でひとりにされ、インターネットへのアクセスを含めまったく気を紛らせるものがない状態で、一五分間自分と向きあうよう指示された。その際、ボタンを押して電気刺激を受けることも可能だと伝えられた。つい先ほど金を払ってでも避けたいと申告した、あの電気刺激とまったく同じものだ。

ボタンを押す人なんているはずがないと思うだろう。ところが、である。その一五分で四二人のうち一八人が、みずから電気刺激を受けることを選んだ。一八人も、である（それも一度だけではない。この報告で私がひときわ気にいっているのは、自分で刺激を一九〇回受けたという極端な人物の話だ）。

報告書にはこうある。「興味深いのは、多くの参加者にとって一五分間自分と向きあうという、ただそれだけのことが、前段階で金銭を払ってでも避けたいと申告した電気刺激を、みずから選択したくなるほど、大きな嫌悪感をもよおさせるという点である」

ハイテクおたくからの危険な贈りもの

これまでに取りあげた特徴を考えあわせると、スマホはトロイの木馬（巨大な木馬に兵士を潜ませ、難攻不落の都市トロイを内側から陥落させた故事）のデジタル版だ。一見して無害に思えるデバイスは、じつは巧妙な罠《わな》を満載して油断を誘っている。いったんガードを下げれば、私たちの注目は奪われ放題だ。次はその注目がどれほど価値あるターゲットなのかを見ていこう。

4　SNSのあくどい吸引力

フェイスブックは広告事業以上に監視事業の会社だ。いや、むしろ人類史上もっとも強大な監視網をもつ企業と言える。個人の権利をもっとも侵害した政府が国民についてつかんでいた情報より、フェイスブックがあなたについて知っていることのほうが、はるかに、それはもう桁違《けたちが》いに多いだろう(32)。

――ジョン・ランチェスター（ジャーナリスト、作家）

SNSが無料である理由

どのアプリがいちばん困るかという質問に対して、もっとも多かったのはSNSという答えだ。こうしたアプリはジャンクフードと同じで、途中でやめることがむずかしい。たとえ、このまま摂取しすぎると気持ちが悪くなりそうだ、と気づいたとしても。

気持ちが悪くなるのも当然だろう。あえてやめられないようにつくられたデザインにしても、監視データをもとにしたビジネスモデルにしても、SNSは典型的な〝トロイの木馬〞なのだから。いつの間にか私たちを誘導し、本来ならやるはずのない行動や情報の共有《シェア》へと駆り立てる――多くの場合、私たちのメンタルや社会全体に悪影響をもたらしながら。SNS企業を動かす力を理解すれば、その他のアプリやスマホの機能についての見方も変わっていくだろう。

まずはひとつの疑問から始めよう。SNSのアプリがすべて無料なのはなぜか。考えたことがあるだろうか。世界規模の自撮り画像の見せあいを、開発者たちがこぞって手助けしているのは、人助けの精神に触発されたからではない。すべてが無料なのは私たちが顧客ではなく、ＳＮＳも商品ではないからだ。

顧客は広告を出す企業であり、売買されているのは私たちの注目だ。

つまり、こういうことだ。私たちがフェイスブックやツイッター（現在はエックス）、マッチングアプリなどのＳＮＳを見る時間が長くなれば、そうしたプラットフォームのプログラムが、広告主の投稿を表示するチャンスが増える。そして、私たちが自分の情報を進んで差しだすほど、広告主の投稿や広告が個々人の嗜好《しこう》にそったものになり、そのぶん注目を奪う力が増え、より大きな利益を（ＳＮＳ企業に）もたらすことになる。

ドーパミンラボを創設したラムジー・ブラウンによれば、「あなたたちはフェイスブックに利用料を払っていません。料金を払っているのはスポンサー企業です。タダで使えるのは、あなたたちの目玉が商品だからです[33]」。

すでに触れたが、広告主の目的は〝エンゲージメント〟だ[34]。これはコンテンツに対する評価指標で、クリックや〝いいね〟、シェアやコメントといったユーザーによる反応の数で計測される。〝関心経済《アテンションエコノミー》の通貨[35]〟とも呼ばれるこの指標を向上させるために、企業は多額の費用を注ぎこんでいる。世界のソーシャルメディア広告は、二〇一六年時点で三一〇億ドル。[36] 二年前と比べるとほぼ倍増だ。

要するに、私たちがスクロールしながらSNSに向ける注目は、どの瞬間のものであれそのすべてが、よそのだれかの利益を生むために使われている。なかなか強烈な数字がある。ニューヨーク・タイムズ紙の分析によれば、二〇一四年時点でユーザーがフェイスブックに向けた関心は、合計すると三万九七五七年ぶんに相当するという。[37] それも一日あたりで。そのぶん家族や友人や自分自身に向けられる注目は減ったはずだ。そして過ぎ去った時間と同様に、私たちが費やした注目も取りもどすことはできない。

これはかなり深刻な問題だ。なぜなら、注目は私たち自身にとっても、とてつもなく価値があるものだからだ。人は注意を向けたものしか経験できず、注意を向けたものしか記憶にとどめられない。それぞれの瞬間に何に注意を向けるかを選ぶことは、ある意味ではどんな人生を生きたいかを決めることと同じだ。

誤解のないように言っておくと、SNS（あるいは他のアプリ）に時間を費やすことが問題なのではない。プロダクトデザイナーたちがアプリを楽しく、魅力的で、有意義なものにしようとするのも悪いことではない。しかし、私たちがユーザーとしてそれらのアプリを使うのは、赤の他人を稼がせるための心理トリックに誘われた結果ではなく、みずからの自覚的な選択の結果であるべきだろう。

注目を奪う技

ＳＮＳの裏の動機（関心を奪い、個人情報を集める）を理解すると、そうした意図がデザインに組みこまれていることに気づくようになる。前述のように、〝いいね〟ボタンやコメント機能は、他者とつながりやすくするためだけにあるのではない。たがいの交流度合いを測る尺度をつければ、ユーザーは自分の〝得点〟を確認したいがために、確実にアプリを繰り返し使うことになるからだ。

同様に、アプリの使用時間がコントロールしやすくなるように、任意の〝やめどき〟を設定できるようにするのは、ＳＮＳ会社にとって造作もないことだろう。表示する投稿を一時間ぶん、一日ぶんに限定する機能や、自分がフィードを見て過ごしたい時間の上限を決める選択肢があってもいいはずだ。けれど、こうしたものはおそらくエンゲージメントを減少させることになる。

だからこそ、タイムラインには終わりがない。そして、私たちのほうも最後まで見つくすことはないと知りながら、それでも新たな投稿で放出されるドーパミンの刺激を求めて、ひたすらスクロールしつづけるのだ。

〝いいね〟を消す

自分が〝いいね〟の数に取りつかれていると気づいたなら、ブラウザにディメトリケーター（非表示機能）という拡張機能(38)をインストールするのはどうだろう――これはフェイスブックなどのSNSで〝得点〟の表示を消してくれるものだ。たとえば、〝五七人がこの投稿にいいねをしました〟という表現が、ただ〝この投稿を気に入っている人がいます〟に変わる。これで効果があるか様子をみよう。それから、この非表示機能がそもそもSNSについていないのはなぜかも考えてみよう。

SNSでうつ病に

ＳＮＳでもっとも懸念されるのは、現実世界の人間関係に影響を及ぼしている点――それにより、メンタルヘルスが脅かされている点だ。

ＳＮＳユーザーの大半は、人とのつながりを感じたいという思いから登録しているのだろうが、じつはＳＮＳの使用時間が増えるほど、幸福感が減少することが多くの研究で示唆されている。二〇一七年、[39] アメリカ疫学ジャーナルは一定期間継続して特定の人々を観察することで、ＳＮＳが実際に人を不幸にするのか、不幸な人がＳＮＳに引きつけられるのかを判断しようとした。

その結果、ＳＮＳと不幸感にはたしかに相関関係があることが確認された。ハーバード・ビジネス・レビュー誌に掲載された報告によれば、「〝いいね〟をつける、リンクをクリックするというどちらの行為でも、自己申告による身体的健やかさやメンタルヘルス、人生に対する満足感が、その後低下することを大いに予見できると一貫して確認できた」[40]

アトランティック誌に掲載された「スマートフォンはひと世代をつぶしたのか」という不穏なタイトルの記事では、心理学者ジーン・トゥエンギが有力な証拠を示しつつ、次のように語っている。「スマートフォンの登場によって一〇代の若者の生活は、社会的交流の性質からメンタルヘルスまで、あらゆる面で劇的に変化している」[41]（この傾向は若者で顕著だが、他の世代でも影響は同じであるという点も伝えておきたい）

その記事にはグラフがつけられ、一九七六年から二〇一六年の若者の行動についての経年変化が示されている。たとえば、友人と過ごす時間、運転免許の取得状況、デートやセックスの経験、睡眠時間、そして（特に印象的だったのが）孤独感などだ。いずれのグラフでも共通点がひとつある。折れ線の傾きが二〇〇七年を境に急激になるのだ――iPhoneが登場した年だ。

そのグラフを見ていると、トゥエンギと同じ結論に至らざるをえない。「はっきりとした証拠で示されているのは、若者が手にしているこのデバイスが、若者の人生に深刻な影響をもたらし――そのうえ、非常に不幸にしている点だ」トゥエンギはこう断言するが、現代の若者は以前の世代よりも（酔っ払い運転をする可能性が低いなど）身体的にはより安全だと言えるかもしれない。けれど、それは若者が「スマートフォンを見つめ、室内にひとりぼっちで、ことあるごとに思い悩んでいるから」なのだ。一〇代の若者のあいだではうつ病が増加している。自殺率も同様だ。

SNSは独裁者《ビッグ・ブラザー》

想像してみよう。いきなり家を訪ねてきた人に、次のような情報を役所に登録するよう言われたとする。姓名、生年月日、電話番号、メールアドレス、住所、学歴と職歴、配偶者／パートナーの有無、家族全員および友人全員の名前と写真、できるだけ古くからの自分の写真と動画、政治的な志向、旅行歴、好きな本、好きな音楽、好きな……とにかく、なんでも。あなたは登録するだろうか。

SNSではこういった情報（以上のもの）を、私たちは進んで提供している。しかも、運営企業がその情報をどう使うかを気にすることもほとんどない。フェイスブックの元プロダクトマネージャー、アントニオ・ガルシア・マルティネスは自伝『サルたちの狂宴』〔石垣賀子訳、早川書房、二〇一八年〕にこう書いている。「いまのマーケティング業界の最大の関心ごとは、こうした情報をどう結びつけるか、その結びつきをだれがどう管理するかにある。そのために多額の資金が注ぎこまれ、フェイスブック、グーグル、アマゾン、アップルではさまざまな策略が絶えず編みだされている[42]」

フェイスブックが蓄えているユーザー情報の膨大さには、まさに目を見張るしかない――ガルシア・マルティネスが、「DNA誕生以来、最大級の個人データの集積[43]」と呼ぶほどのものだ。

私たちの多くは認識していないが、つかまれているのはフェイスブック上の行動や投稿だけではない。〝いいね〟ボタンとクッキー（ボタンを押すと、このクッキーと呼ばれる小さなファイルがパソコンに送りこまれ、他にどんなサイトを見ているかを追跡できるようになる）によって閲覧しているサイト、使っているアプリ、クリックしたリンクといった情報も把握されている。さらに、エクイファクスのような信用調査会社と業務提携を結ぶことで、オフラインの生活についても、収入やこれまでにカードで購入した商品の全リスト（これだけではない！）など、数えきれないほどの情報を収集している。[44]

これほどおびただしい数の人間の個人データが、たった一社で管理されているというのもぞっとするが、その会社の唯一の目的が利益追求だというのも空恐ろしい。プラス面は、その価値の高さゆえに、データの管理は非常に厳重になるはずだという点だ。

一方でマイナス面は、フェイスブックには自分たちが拡散を手助けする広告主の投稿が、正確な情報に基づくものかを配慮する自発的な動機がない点だ。目的はただクリックさせること。クリック数を稼ぐためなら、むしろ投稿がセンセーショナルなほうが効果は高い。

最後になるが、ＳＮＳの真の目的を理解することには、もうひとつ重要な意義がある。

広告を届ける相手の絞りこみ《ターゲッティング》や、個人の過去の行動にあわせて広告を出すという手法の影響が、社会全体に及んでいるからだ。

つまりフェイスブックは、こうしたターゲット広告（この場合はニュース記事を装ったもの）を、もっともクリックしてくれそうな人、シェアしてくれそうな人に表示できる。先ほどの話とこの機能を考えあわせれば、自分のニュースフィードに表示される記事と、他人のフィードに並ぶ記事とがまったく異なるという状況が生まれることになる――しかもそのどれもが、たとえ一片でも真実を伝えているのかという観点で確認を受けたわけではないものだ。そうした状況が増えるにつれて、〝真実〟とは何かを、もはや分かちあえない社会を生みだしつつあるのかもしれない。

5　マルチタスクの真実

脳は一度にふたつの思考をもてません。同時にふたつのことを考えられるか、試してみましょう。どうですか、できそうでしょうか。(45)

――ヘミン・スニム、『スピードを落とすと見えてくる：めまぐるしく進む世界で、マインドフルに冷静に生きる（The Things You Can See Only When You Slow Down: How to Be Calm and Mindful in a Fast-Paced World)』

マルチタスクの幻想

スマホ擁護派の主張によくあるのが、スマホのおかげでマルチタスクがやりやすくなり、効率があがったという意見だ。

残念ながら、それは事実ではない。いわゆるマルチタスク（注意が必要なふたつ以上のタスクを同時にこなすこと）というようなものは、じつは存在しないからだ。脳は認知力が求められる作業を、ふたつ同時に遂行することができない（たしかに、皿洗いをしながらニュースに耳を傾けることはできる。けれど、これは一般的に考えられている〝マルチタスク〟ではない。一方のタスクが注意を必要とするものではないからだ）。

自分でマルチタスクだと思っているものは、実際には研究者が〝タスクの切り替え《タスクスイッチング》〟と呼ぶものだ。ひとつのタスクについて考えるのをやめて次に移るとき、脳はそのたびに急カーブにさしかかった車のように減速し、ギアを入れなおす必要がある——このプロセスには、その都度二五分が必要とされる[46]。

これは職場でおこなうマルチタスクだけを指しているのではない（とはいえ私たちの多くは、難度の高い仕事の途中でメールチェックをすると、効率が落ちることを本能的に知っている）。日常的によくやる、ちょっとしたマルチタスクでも同じだ。テレビを見ながらツイッターを眺め、電話をしながらメールを確認し、ランチを注文する列に並びながらアプリをいくつもチェックする、というように。自分では友人の話を聞きながら同時にメッセージの返信を書いているつもりかもしれない。けれど、実際にはそんなことはできないのだ。それどころか、注意の対象を短時間で頻繁に替えるせいで、ギアを入れる時間すら足りていない（最後に二五分間ひとつのことに集中したのはいつだろう）。それにより、かえって生産性が落ちるだけでなく、思考力や問題解決力まで低下する。また、脳の消耗も激しい。

弊害はそれだけではない。二〇〇九年、スタンフォード大学のクリフォード・ナス教授率いる研究チームは、マルチタスクの実践者が複数の作業を実行する能力を評価する実験で、意外な結果を発表した[47]。チームは当初、マルチタスクの実践には習熟が必要だが、やがて脳内の何かしらの処理能力が向上するだろうと仮説を立てていた。実験に参加したマルチタスク傾向の強い人たちは、そうでない人たちよりも不要な情報を遮断する力や複数タスクの切り替え、記憶を体系化する力の制御に優れていると想定していたのだ。ところが、ナス教授によると仮説は間違っていた[48]。

「ほんとうに驚きました……マルチタスクの実践者は、マルチタスクのどの段階もうまくこなせていないことが判明したのです。必要のない情報を遮断するのも、頭のなかで情報を整理して保持することも、タスクからタスクへと切り替えるのも散々でした」

さらに悪いことに、「マルチタスクが苦手だと思えば、もうやめようと思うでしょう。ところが、マルチタスク傾向の強い人たちと話をしたところ、どうやら全員が自分ではかなりうまくこなせていると考えていました。ですから、まったく動じることなく、そのままどんどん実践をつづけてしまえるのです」

ナス教授は最後にこう付け加えた。「われわれが懸念しているのは、［マルチタスク傾向が強い人々が］まともに考えることのできない人をつくりだしているのではないか、ということです」

これ自体が気がかりな話だ――このマルチタスク（少なくとも、それをしようとすること）こそが、スマホが私たちに焚《た》きつけていることだと思うと、なおのこと懸念は大きくなる（ナス教授の研究が発表されたのが、ｉＰｈｏｎｅの第一世代が登場した、わずか二年後である点も無視できない)。一方で、スマホは集中力の持続時間と記憶力も低下させている。それにより、私たちのシングルタスクを実行する力すらも弱まりつつあるようだ。

6　スマホが起こす脳の変化

同時に発火するニューロン(神経細胞)がつながりあうように、同時に発火しないニューロンはつながりあわない。ウェブに視線を走らせる時間で読書の時間が追いやられ……昔ながらのこの知的機能、知的活動を支えてきた神経回路は衰え、崩壊し始める。(49)

——ニコラス・カー、『ネット・バカ　インターネットがわたしたちの脳にしていること』〔篠儀直子訳、青土社、二〇一〇年〕

タクシー運転手の脳の一部が大きくなっていた

臓器の構造は形成段階を終えると、もはや大きく変化することはない。意外なほどつい最近まで、科学者たちは脳の構造も(そして、個々のニューロンのはたらきも)同じように変化しなくなると考えていた。

ところが、じつは脳は絶えず変化していることがわかってきた。さらに驚くべきは、私たち自身がその進行に多少なりともかかわれるというのだ。

精神活動と実践が脳の構造と機能に変化を起こした実例として、よく知られているのはロンドンのタクシー運転手[50]だろう。この仕事の志願者は、およそ二万五〇〇〇の通りの位置と名前、市内でよく使う三二〇のルート、そうしたルートから半径八〇〇メートル以内の観光スポットなど、ロンドン市内の地理についての膨大な情報を頭に入れなければならない。運転手として認められるには、〝ナレッジ（知識）〟というシンプルな名前の、非常に出題範囲の広い試験に合格する必要がある（だれもがスマホを持つようになった現代でもその点は変わらない）。

二〇〇〇年、ロンドン大学のエレノア・マグワイア率いる研究チームが、ある調査結果を発表した。ロンドンのタクシー運転手の脳をＭＲＩでスキャンし、この街の複雑な地理を何カ月もかけて覚えた経験のないふつうの人の脳と、どう違うかを調べたのだ。その結果、タクシー運転手の脳の空間情報をつかさどる部位（海馬後部）が、ふつうの人より大きいことがわかった。ロンドンの通りを覚えるために費やした時間が、脳の構造に影響を与えたのだ。精神活動が脳を変えたということだ。

それだけではない。運転歴が長い人、つまりより長く実践してきた人ほど脳の変化は顕著だった。

ここで、少し思い出してもらいたい。前述の二〇一七年の統計データによれば、アメリカ人はスマホを一日に平均して四時間以上使う。

一日四時間を何かに費やせば、どんなことでも相当うまくなるにちがいない。ピアノの練習に四時間もかけられれば、私は長年の夢である初見弾きを一カ月でマスターできるだろう。スペイン語の練習にあてれば、基本的な会話くらいはすぐに話せるようになりそうだ。

私たちの脳もロンドンのタクシー運転手の脳と同じで、繰り返しと実践に強く反応するはずだ。では、毎日スマホに何時間も費やすことで、私たちはどんなスキルを伸ばしているのだろう。そして、どんな犠牲を払っているのか。確認する価値はあるはずだ。

集中した注意散漫状態

スマホを使う時間の大半は、じっくり考えて過ごしているわけではない。むしろ、ほんの数秒、数分といった単位で手に取ることが多い。

もっと時間をかけるときでも、ひとつの行為に熱中しているわけではない。画面を次々にスワイプし、スクロールすることの繰り返しだ。

ひとつのアプリ（ニュースやＳＮＳなど）にとどまるときでも、集中するのはたいていほんのいっとき。ツイート（現在はポスト）やメッセージ、プロフィール、投稿といったものは、脳をそれぞれ別々の方向へと活性化させる。結局、私たちがしているのは、奥へと踏みこむことなく、アメンボのようにただ表面をかすめることだけだ。

だからといって、スマホに対しておざなりな注意を向けているのではない。それどころか、完全に没頭している。それによって引き起こされるのは、矛盾する表現だが――きわめて集中した注意散漫状態だ。

この状態を頻繁につづけると、単に持続性のある変化を脳に引き起こすだけではない。そうした変化が特に起きやすいのだという。[51]

二〇一〇年に出版された『ネット・バカ　インターネットがわたしたちの脳にしていること』〔篠儀直子訳、青土社、二〇一〇年〕で、ジャーナリストの著者ニコラス・カーは次のように書いている。「私たちの脳の回路をできるだけすばやく、かつ完全に配線しなおすメディアの開発に取りかかったなら、おそらく最終的には見た目も機能もインターネットに非常によく似たものになるだろう」

私はそれをさらに一歩進めて、こう主張したい。人類の脳の回路を変化させるデバイスを開発しようと考えるなら、つねに注意散漫で孤立し、疲れ果てた人たちの社会をつくろうとするなら、人々の記憶力を低下させ、集中する力と深く思考する力を損なおうと思ったなら、共感力を減らし、自己陶酔の度合いを強め、一般的なマナーのあり方を変えたいのなら、最後に行き着くのはスマートフォンだ。

7　スマホが集中力を削ぐ

マルチウィンドウの使用が、消費者の邪魔なものを無視する力を低下させている――新しいものに対する渇望感も一段と増大している。これは注意を奪う機会が増すことを意味する。(52)

――マイクロソフト・カナダによる二〇一五年消費者動向レポート

通常モードは注意散漫

集中力についてまず知っておくべきは、気が散るのが通常モードであるという点だ。人間はもともと気が散るようにできている。自然界にはいたるところに命の危険がある。周囲の変化はその存在を知らせてくれる可能性があり、敏感に反応するほうが人類には都合がよかったのだ。

では、虎がいないか周囲を見まわすよりも、スマホチェックのほうがずっと気が削《そ》がれ、はるかに抗《あらが》いがたいのはなぜだろう。

脳神経学者アダム・ガザーリーと心理学者ラリー・ローゼンは『注意を奪われた脳――ハイテク世界に囲まれた太古脳（The Distracted Mind: Ancient Brains in a High-Tech World）』のなかで、その理由を進化の道のりで人が得た、別の奇妙な特性を満足させるためだと指摘している――情報に対する欲求だ。

ガザーリーとローゼンはこう書いている。「動物がエサを集める衝動に駆られるように、人間は情報収集に対して本能的な執着を示すようだ。テクノロジーの発達によって、現代では非常に情報が入手しやすくなり、この〝渇望〟を必要以上に満たせてしまう」

要するに、脳は新しい情報を好むだけでなく、情報を探すように、そして情報に注意を奪われるようにプログラムされている。それこそまさに、スマホが私たちの脳にけしかけていることだ。

集中が難しいわけ

脳が集中よりも注意散漫な状態を優先する理由のひとつは、集中するためには脳にとって困難な仕事がふたつもあることだ。

ひとつは集中する対象を選ぶという仕事だ。これを担うのは、意思決定や感情の自己制御といった〝実行（あるいはトップダウン）機能〟を遂行する前頭前野という脳の領域だ。前頭前野はさまざまな面から私たちを人間たらしめている。集中する対象をコントロールすることで、はじめて抽象的で複雑な思考が可能になるからだ。

けれど、筋肉が疲労するように、前頭前野も多くの決断を強いられると消耗する。それがいわゆる〝決断疲れ〟と呼ばれる状態だ。この状態になると集中力は切れ、思考は乱れ始める。注意を払うべき要点がどれかを判断する力も落ちる。目にする情報の量が増えるごとに、状況は悪化する（前頭前野は脳のなかでも比較的新しい領域で、もっとも弱いもののひとつだ。ストレスがかかるとすぐに音《ね》をあげ、脳の古い領域に手綱を渡そうとする傾向がある

――ストレスから逃れたいときこそスマホに頼りがちだという点を考えると、まずい傾向だ）。

集中に不可欠なことのふたつ目は、それほど注意を必要としない。けれど、（より重要とまでは言わないが）同じくらい大事なこと――それは、邪魔な情報を無視することだ。

脳はつねに刺激の洪水にさらされている。スマホのような人工的なもの（あるいは、思考のような内的なもの）の他に、視覚、味覚、嗅覚《きゅうかく》、聴覚、触覚といった五感がひっきりなしに新たな情報を突きつけ、これに気をとめろ、対応しろとせっついてくる。

だからこそ、邪魔な情報を無視することは、ある意味では注意を払うよりも大変だ。ほんとうに注意を向けられるのは一度にひとつだが、遮断しなければならない感覚情報は膨大に存在する。

当然ながら、いらない情報をブロックするのは骨の折れる仕事だ。そのうえ実践する機会が減ると、徐々にうまくこなせなくなっていく。脳が力を使い果たせば、不要な情報を無視できなくなって集中は切れる。結局、いつもの注意散漫な状態にもどることになる。

リンクや広告は顔をなめてくる犬と同じ

同じ内容を読む場合でも、それが紙の本や新聞なのか、スマホやパソコンなのかで読み心地が違うと感じたことはないだろうか。だいじょうぶ、あなたの頭はおかしくなっていない。そのふたつは同じではないのだ。

本や新聞を読むとき、邪魔になるのは犬の鳴き声や掃除機の音といった外部要因だ。その場合、何が重要で何を無視すべきかの判断を、脳は比較的簡単におこなえる。そのうえ、脳にはまだ余力がたくさんあり、読んでいる内容について考えたり記憶したりすることができる。紙に印刷された文章を（リンクも広告もなしで）読むとき、活性化されるのは主として情報の理解と記憶をつかさどる脳の領域だ。

ところが、スマホやパソコン上の文章では、リンクや広告がいたるところについている（ありがたいことに、現時点では電子書籍は数少ない例外だ）。これが集中を持続するうえで、少なくとも三つの点で障害になる。

ひとつには、リンクを目にするたびに、脳はクリックすべきか否かをほんの一瞬で判断しなければならない[53]。この判断は非常に頻繁に起こり、しかも一秒にも満たないうちに終わるため、私たちはそもそも自覚できないことが多い。

それでも、この瞬時の判断と深い思考とを同時におこなうことはできない——使われる脳の領域が、たがいに抑制しあう関係にあるからだ。意思決定が一瞬のことであれ、無意識におこなわれるのであれ、そのたびに注意は文章からそれる。そのため、内容を理解するのはより困難になるのだ。ましてや批判しながら読んだり、内容を覚えたりなどできるはずがない。

ふたつ目は、背後から聞こえる犬の鳴き声とは異なり、オンライン上の邪魔は集中する対象に埋めこまれている点だ。この場合、無視すべきかどうかの判断が脳にとって非常にむずかしくなる。文章を頭に入れながらリンクは無視するのは、犬に顔をなめられながら髭《ひげ》の数を数えるようなもの。不可能に近く、まず間違いなくうんざりするだろう。

三つ目は、（〝釣りタイトル〟に引っかかったのであれ、SNSに没頭した結果であれ）脳が疲労して本来の注意散漫モードにもどるとき、集中を維持しづらくする神経回路が強化されるという点だ。集中できない状態が得意になっていくわけだ。

つまり、オンラインで文章を読む機会が増えるごとに、文章を読み飛ばす訓練を脳に課すことになる。つねに大量の情報と接しなければならない現代では、有用なスキルと言えるかもしれない。けれど、こうした拾い読みが基本になると、ひとつ問題が生じる――それがうまくなるほど、文章を深く読みこんだり深く考えたりすることが苦手になるのだ。当然、ひとつのことに集中することもむずかしくなるだろう。

悲しいことに、集中力が低下するほど、私たちの価値はあがる。SNS企業が注目を奪って(それを売りつけることで)利益を出すように、メディアサイトや情報サイトは気を散らすことで利益を得ている。新聞社などのサブスクリプション型のウェブサイトも、広告の表示回数やクリック数に応じて収入を得ているのだ。だからこそ、オンラインのニュース記事にはあれほどたくさんのリンクがあり、どこにでもスライドショー広告がある。読者に集中されては儲《もう》からない。気を散らせてこその儲けなのだ。

8 スマホが記憶力を引っかきまわす

あなたが発明したのは記憶の秘訣《ひけつ》ではなく、想起の秘訣である。(54)

——プラトン、『パイドロス』〔藤沢令夫訳、岩波書店、一九六七年〕

記憶を構成するさまざまな〝スキーマ〟

脳には記憶の仕組みがおもにふたつある——短期記憶と長期記憶だ。スマホはその両方に悪影響を及ぼす。

長期記憶はよく書類棚にたとえられる。このたとえでいくと、何かを思い出そうとするときの脳は、ざっと棚を見渡して目あての記憶が入ったフォルダを取り出し、他のファイルには手をつけないように思うだろう。

実際の動きはそうではない。長期記憶として情報が保管されるとき、記憶は脳のなかのフォルダに単体で入れられるわけではない。他のさまざまな記憶と結びついて、〝スキーマ〟と呼ばれるネットワーク構造をつくる。新たな記憶を得るたびに、そのひとつひとつを保管済みの記憶と結びつけることで、私たちが世界について理解するのを助けてくれるものだ。何かの刺激（ケーキを焼く香りなど）で過去の思い出が一気によみがえる現象も、このメカニズムで説明がつく。

また、スキーマによって、一見して無関係に思える物事のあいだの共通点に気づき、思考が深まるという効果もある。たとえば、工事現場の三角コーンとかぼちゃでは、使用目的が異なることを脳は理解している――機能というスキーマでは、このふたつに結びつきはない。けれど、それとは別の共通点がある――両方ともオレンジ色だ。両者は色というスキーマでたがいにつながり、また、ミカンなどの他のオレンジ色の物体とも結びついている。

このたとえが示すように、ひとつの情報が同時に複数のスキーマに割りあてられることもある。ミカンはオレンジ色のスキーマに紐《ひも》づいており（この点で三角コーンと同類）、同時に柑橘《かんきつ》系の果物スキーマ（この点でレモンと同類）にも含まれる。

結びつきの数そのものも重要だ。というのも、結びつきがなさそうな物事のあいだに共通点を多く見つけられるほうが、ひらめきが得られやすいからだ。ひとつの考えをきっかけにして別の考えが浮かび、そこからまた次が生まれ……ふと気づけば、画期的なアイデアができあがっている、というように。

言い換えれば、スキーマが緻密《ちみつ》であるほど、複雑な思考をめぐらせる力があるということだ。ただし、スキーマを構築するには時間（それに、脳の余力）が必要だ。脳が過負荷になると、スキーマをつくる力は低下する。では、脳を過負荷にするものとは、いったいなんだろう？

パンク状態の脳で起きること

過度にスマホを使うとスキーマが損なわれる理由を明らかにするまえに、作業記憶（短期記憶と同じ意味で使われることも多い語だ）について説明しておこう。

大ざっぱに言うと、作業記憶とは任意の一瞬に一時的に脳に保持しているすべての情報を指す。鍵《かぎ》を捜しに部屋に行き、途中で何かに気を取られて「何を捜しにきたんだっけ?」と自問したとき、答えを返してくれるのがこの記憶だ。

作業記憶（自意識と捉《とら》えることもできる）は、記憶が長期的に保存されるまえに、かならず通過しなければならない関所だ。要するに、そもそも心にとめていない経験を長期記憶に移すことはできない。

ここで第一のハードルが登場する。作業記憶は一度に多くの情報を保持できない。一九五六年に発表された人間の短期記憶に関する「マジカルナンバー7±2」と題された論文では、短期記憶に保持できるのは五から九アイテムとされていた。(55) 近年の研究では、実際は二から四アイテムに近いだろうと推定されている。(56) 記憶できる量が少ないせいで、作業記憶はすぐにパンクする。パーティで紹介されたのがふたりなら名前を覚えておけるだろう。けれど、それが一度に八人になれば、おそらくは無理だ。同じように、電話番号は三つに区切られているより、数字の羅列として提示されたほうが覚えにくい。

それに加えて、作業記憶のパンク状態がつづくと（この状態を〝認知負荷が高い〟と言う)、どの情報も記憶に残らない可能性が高い。

作業記憶から長期記憶にデータを移すのには、時間とエネルギーが必要なのが一因だ(現に、短期記憶は神経回路の結びつきが強まることで形成されるが、長期記憶の場合は、新たにタンパク質を合成しなければならない)。また、新たな情報を関連するスキーマのすべてにひとつずつ紐づけるのにも、時間と脳のエネルギーがいる。

つまり、作業記憶であまりに多くの情報を扱おうとすると(認知負荷が高すぎると)、情報は記憶の保管庫に入らない。当然、あとで使えるように情報を整理しなおすことも、長期記憶に移すのに必要なタンパク質を合成することも不可能だ。ジャグリングしながら財布の中身を整理しようとするようなもの。できるはずがない。

さて、ここで話はスマホにもどる。スマホはあらゆる面から、作業記憶を圧迫する存在だ。アプリにメール、新着一覧に見出しの数々、ホーム画面そのもの――まさに情報の洪水だ。

短期的に見れば、それにより脳が消耗して集中するのが困難になる。長期的な影響はもっと恐ろしい。すでに見てきたように私たちが一心不乱にスマホを見つめているあいだ、自分の周囲で起きているその他の出来事は、意識にのぼることなく通り過ぎていく――言うまでもなく、未体験の出来事が思い出になることはない。

しかも、作業記憶を酷使しているせいで、情報を長期記憶に移すことがむずかしくなっている。どうにか体験（と情報）に意識を向けられたとしても、それらが記憶に残る可能性は低いだろう。

最後に、作業記憶がパンク状態で認知負荷が高くなりすぎると、余力がないせいで新しい情報や経験を既存のスキーマと結びつけることができない。これでは記憶が長く残る可能性は低いうえ、脳内のスキーマもしだいに弱体化し、ひらめきや着想を得る機会も減少する。つまり、私たちは深く考える力も失うことになるのだ。

9　ストレス、睡眠、満足感

幸福を追い求めるなかで、人々は高揚感を真の幸福だと勘違いします[57]。

――ウー・パンディタ・サヤドー、『この人生のなかで：自由になるための仏陀の教え（In This Very Life: The Liberation Teachings of the Buddha）』

手のひらサイズのパンドラの箱

ひと昔まえであれば、ほんの五分で幸せ、悲しみ、不安、好奇心、不満、孤独感、特別感、寂しさ、喜び、人生に対する絶望を覚えたと言ったら、その人は精神疾患という診断を受けただろう。

ところが、スマホを見る時間が五分もあれば、私が体感する感情はこれでも収まりきらないくらいだ。スマホはさながら感情をあふれ出させるパンドラの箱だ。チェックするたびに、不快な不意打ちを食らう危険にみずからをさらすことになる。不安になるメール、やり忘れを指摘するメッセージ、癪《しゃく》にさわる記事もあるかもしれない。株価を見てやきもきし、目に入った投稿で悲しみを掻《か》きたてられることもあるだろう。

たいていは自分ではどうしようもなく、鬱屈《うっくつ》した思いを覚えて終わる。たとえば、政治や株価の場合がそうだ。一方で自分で主導権を取りもどせる状況もある。面倒なメールが来ていたが、その場で返信してしまうような場合だ。ある意味ではこちらのほうがたちが悪い。心のバランスを取りもどすためには、どんな対応をしたのであれ、その体験を頭のなかから取り除く必要があるからだ。

要するに、知らぬが仏が真実であれば、スマホを見るのは愚の骨頂だ。

スマホと睡眠

毎晩、就寝の二、三時間まえから脳のちっぽけな内分泌器が、メラトニンと呼ばれるホルモンを放出し始める。メラトニンは夜になったと身体に知らせ、眠気をもよおさせるものだ。朝が来て日光（実際は、そのなかのブルーライト）が目の奥に届くと、脳はメラトニンの生成を止める。すると眠気が飛び、一日をスタートする準備が整う。ブルーライトが減少しだすと（代わりに周囲が暗くなるか、白熱灯の黄色い光を浴びると）、ふたたびメラトニンが生成され始める。

日光以外でもブルーライトを発するものがある。なんだかわかるだろうか――スクリーンだ。寝るまえにスマホやタブレット、パソコンを使うと、そこから発せられるブルーライトが、いまは日中なので起きろと脳に訴える。表現を変えると、夜間にスマホを使うと時差ボケになるのだ。特に就寝まえの一時間にスクリーンタイムがあると、入眠が遅くなり睡眠の質も悪くなる。(58)

けれど、睡眠に悪影響を及ぼすのはスマホの光の特性だけではない。スマホでおこなうことの大半（ニュースを読む、ゲームをする）は、脳を活性化させる活動だ。想像してほしい。

SNSでフォローしている人たちが全員あなたと同じ部屋にいて、背後ではテレビが大音量をあげ、その横で数人の友人が声高に政治談義に興じている。そんななかですんなり眠れるだろうか。ベッドにスマホを持ちこむのは、要するにこういう状況をつくるということだ。

スマホが睡眠に与える影響は、特に心配なものだ。それによって慢性疲労が起きると、さまざまな健康被害[59]が現れるからだ。たとえば、肥満、糖尿病、心血管疾患、寿命を縮める可能性すら上昇する。

それだけではない。ハーバード大学医学大学院の睡眠医学科によると、短期間の睡眠不足[60]でも「判断や気分、さらには情報を理解・保持する能力にまで悪影響が出る可能性があり、それによって重大な事故に遭ったり、重傷を負ったりする危険性が増す」という。疲れていると、不要な情報をブロックするのも、いつも以上にむずかしい。また自制心もはたらきにくくなり、不安や不満に対する耐性も低下する。さらには、注意を払うべき重要なものを判断する脳の機能にも支障が出る[61]。

ちなみに短期間の睡眠不足というのは、馬鹿騒ぎでひと晩をつぶすことではない。先ほどの睡眠医学科によれば、（本来必要な七から九時間でなく）六時間の睡眠が一週間半つづくだけで、「一〇日目には、二四時間不眠時と同等レベルの脳の機能低下が起きる」——

つまり、これによってもたらされるのは「アメリカの飲酒運転の法定基準を超える、血中アルコール濃度〇・一〇％に相当する機能低下である」(62)

もしこんな話は自分には関係ないと思ったのなら、ひとつ心にとめておいてもらいたいことがある。睡眠不足が蓄積している人ほど、自分はだいじょうぶだと強く言い張る傾向があるのだ——おそらく、自分の精神状態を判断する力が低下しているのが原因だろう。

スマホと〝フロー〟

〝フロー〟というのは心理学者のミハイ・チクセントミハイが提唱した概念で、ひとつの活動に完全に没頭している状態を指す。歌唱やスポーツ、また仕事で体感することもできるものだ。フローに入ると、目の前のことに集中するあまり時間感覚がなくなる。その行為と自分とのあいだの境界がなくなり、いわゆる忘我の境地になる。対象にすっかりのめりこんだ、ゾーンに入った状態だ。フローによって、人生を豊かにする体験や永続的な満足感がもたらされるという。

けれど、気もそぞろな状態ではひとつの行為に浸りきるのは無理だ——当然ながら、フローにも入れない。スマホが注意を奪うツールである以上、使う頻度が高くなればフローには入りづらくなる。

スマホと創造性

創造性――新たな着想を得るこのプロセスにも精神の解放と脳のゆとりが必要だが、どちらもスマホにかまけていると得られにくいものだ。創造性を発揮するには、じゅうぶんな休息がいる。

ワシントン国立小児病院の睡眠医療科長であるジュディス・オーウェンズいわく、「睡眠不足は記憶、創造性、言語の創造性だけでなく、判断力ややる気にも悪影響を及ぼす(63)」。創造性は退屈さのなかで開花することも多いが、それもまたスマホによって私たちが大いに回避しやすくなった精神状態だ。

私が思うに、創造性にとって退屈がいかに重要かは、リン＝マニュエル・ミランダの言葉に集約されている。数々の賞に輝いたミュージカル『ハミルトン』の生みの親であり、破格の天才はGQ誌のインタビューに次のように答えた。「子供のころのことでよく覚えているのが、車で三時間の道のりを親友のダニーと過ごしたときのことだ。ダニーは車に乗るまえに庭先で小枝を拾って、車に乗ってるあいだじゅうずっとそれで遊びをつくってた……小枝でだよ。棒は人間になったり、もっと大きな何かの一部になったりして、しゃべりだしたかと思ったら、今度は電話になった。ダニーの隣でぼくはドンキーコングを抱いてすわっていたんだけど、こう思ったよ。すごいや、こんな枝切れで三時間も楽しめるなんてって。それで、よし、ぼくも自分の想像力を鍛えるぞって思ったんだ[64]」

これを読んだとき、私は心のどこかで、小枝で遊ぶ時間をもっと増やさなきゃと思った。と同時に、それとは別のひねくれ者の自分が、「だれかがそういうアプリをつくりそう」と考えていた。

10　自分の人生を取りもどす方法

不安や緊張、そして「欲求が起こす」むず痒《がゆ》さとともに過ごすことを、私たちは学びます。そこを掻《か》きむしりたい思いを抱えたまま、じっとすわりつづける練習をします。そのようにして、人生を支配しかねない依存的な行動パターンの、反応の連鎖をくい止める方法を身につけるのです[65]。

――ペマ・チュードゥン（チベット仏教の尼僧）

いい知らせがある。スマホによる悪影響の多くは取り消せる。集中の持続時間はまた延ばせるし、集中力も取りもどせる。ストレスを減らし、記憶力を改善し、夜にはふたたび熟睡できるようになる。スマホとの付きあい方を変えることができれば、このデバイスから自分の人生を取りもどせるのだ。

その道案内をするのが、本書の後半の〝スマホ断ち〟だ。先に進むまえに、ここではスマホ断ちの背景となる手法と考え方について少し説明しておこう。

マインドフルネス

マインドフルネスは定義のむずかしい言葉だ。けれど、スマホ断ちという目的を考えると、マサチューセッツ大学医学大学院マインドフルネスセンター研究責任者、ジャドソン・ブルワーの定義がいちばんしっくりくるだろう。「マインドフルネスとは、世界をより正確に観察することである」[66]──そこには、自分自身も含まれる。

このシンプルな概念はじつはとてつもなく強力だ──依存習慣を断つことにかけては、特にそうだ。どれほど強力なのか。二〇一一年、ブルワーおよび共同研究者たちは[67]、無作為に抽出した被験者を対象に、マインドフルネスの実践が禁煙に効果があるかを検証する比較実験の結果を発表した。より具体的に言うと、禁煙プログラムとして広く受け入れられている、アメリカ肺協会の〝定番〟プログラムと、マインドフルネスを比較するのが目的だった。

二年間の実験で一〇〇人近くの喫煙者がランダムに選ばれ、ふたつのグループに分けられた。一方は定番プログラムに参加し、もう一方はマインドフルネスを実践した。〝マインドフル〟な喫煙者は、最初にブルワーから習慣のループについての説明を受けた。依存衝動を引き起こすきっかけの見つけ方を学び、自分の衝動（と、反応）をどうにかしようとするのではなく、そこに注意を向ける練習を重ねた。

この段階だけでも劇的な効果があった。たとえば、長年喫煙をつづけたある女性は、煙草の味に意識を向けたことで、ついに禁煙の決意を固めた。ブルワーによれば「彼女のなかで知識が実感に変わった。喫煙はよくないと頭で理解していたことを、身を以《もっ》て体感したのだ(68)」

次にブルワーは被験者に欲求から逃げずに向きあうよう指導した。自分の衝動を認識し、それをゆったりと受け止めるようにするのだ——つまり、衝動を止めようとするのではなく、湧きあがってくることを許容するようにした。同時に、衝動が心と身体でどのように感じられるかに注意を向け、それを欲求を感じたときの〝やり過ごす〟方法とした。正式な瞑想《めいそう》エクササイズのやり方も伝え、日課としてプログラムに組みこんだ。

結果を分析したところ、マインドフルネス式の参加者の禁煙率は、定番プログラムの二倍にのぼることが判明した。さらに、喫煙習慣に逆もどりした人の数もマインドフルネスのグループのほうがはるかに少なかった。

マインドフルネスのスマホ断ちに対する効果は、喫煙プログラムのとき以上とまでは言わないが、同じように高い。期待できるのはそれだけではない。一瞬ごとの体験に意識を集中することは、スマホと無関係な記憶の礎を増やすことにもなる。それが不安と向きあうなかでの助けになり、人生に豊かさをもたらしてくれるだろう。そういうわけで、まずはマインドフルネスのやり方をお伝えしていこう。

脳が発信する誘惑

最初に取り組むのは、自分の感情や考え、反応をじっくりと観察することだ。批判を加えたり、何かを変えようとする必要はない。心が発信する誘惑に気づくことが第一歩だ。

次に、その誘惑に対して自分がどう（あるいは、そもそも）対応したいかを判断する練習をしていく。

少し補足しておくと、私たちの脳は意気ごみすぎの（かつ、空まわり気味の）イベントプランナーのように、つねに招待状を送りつけてくる。何かを実行しようとか、特定の反応を返すように誘う内容だ。渋滞に巻きこまれたら、他のドライバーに中指を突き立てろと呼びかける。金曜の夜にひとりぼっちだと気づくと、自分は友達のいないつまらない人間だと思え、とそそのかす。

平たく言うと、抗《あらが》いようのない衝動だと私たちが思いこんでいるものは、じつは脳が発信する誘惑である。これは重要な視点だ。というのもこのことを知っていれば、誘惑しつづける脳に対して、なぜそんなつまらない茶番に誘いこもうとするのか、と問いなおすことができるからだ。渋滞は即席のカラオケ練習会への誘いであってもいいはずだ。金曜の夜にひとりなら、誰も見たがらない映画をひとりで楽しむチャンスだと捉《とら》えることもできる。

マインドフルネスはそうした誘惑に気づき、うまく乗り切るための機会をくれる。と同時に、私たちを依存へと駆り立てる心の奥底の感情や恐れ、欲求にも気づかせてくれる――

――それこそが、依存を断つために不可欠なステップだ。

ブルワーは著書『あなたの脳は変えられる「やめられない！」の神経ループから抜け出す方法』（久賀谷亮監訳・解説、岩坂彰訳、ダイヤモンド社、二〇一八年）で、依存症の主たる原因を、よい気分を味わいたい欲求と（あるいは）嫌な気分から逃れたい欲求だと説明している。

スマホの使用時間を減らすうえでも、自分がスマホで何を得たいと思い、何を避けたいと考えているのかを理解しておかなければ、最後には行き詰まるはめになる。元にもどるか、あるいは同じような効果が得られる、より悲惨な結果を招きかねない別の習慣に手を出すかのどちらかだ。

マインドフルネスを実践すると、脳には別の人格があるように感じられるだろう（私は自分の脳を頭のネジの飛んだ親友だと考えている）。脳の誘惑のすべてに、イエスと答えなくていいと理解したとき、あなたは自分の人生の手綱を取りもどすことになるのだ――スマホ上でも、スマホ以外でも。

スマホ熱のやり過ごし方

喫煙者によく効いた手法は、スマホ熱にも効果がある。落ち着かない気分になったら、それを無理やり鎮めようとせずに、その存在をただ認めるようにしよう——その波を乗り越えれば、熱はおのずと冷めていく。

たとえば、スマホを見ようとする自分に気づいたとする。マインドフルネスを実践するというのは、衝動を抑えこもうとしたり、そういう自分を批判したりするのではなく、衝動が湧きあがるさまとじっくり向きあうことだ。そうしながら、その状況について自分に問いかけてみよう。欲求は心と身体にどんなふうに感じられるか。その衝動がその瞬間に湧いてきたのはなぜだろう。それによってどんな報酬を期待しているのか、もしくはどんな不快感から逃れようとしているのか。衝動のままに行動したら、どんな結果が待っているだろう。行動しなければどうなるのか。

次にスマホを見たいと思ったら、手を伸ばすのではなくとどまろう。深呼吸をして、衝動に意識を向ける。そのまま受けいれはしないが、振り払おうともしなくていい。ただ観察する。それでどうなるか様子を見てみよう。

［私たちは］自分たちの注目《アテンション》を取りもどすために、個々人でも社会全体でも行動を起こすべきだ。また、生きるという体験そのものの主導権を取りもどさなければならない。(69)

――ティム・ウー

『アテンションの売人（The Attention Merchants）』

第2章　スマホ断ち

1週目　テクノロジーの選別《トリアージ》

注意がどんなものかは、だれもが知っている。同時に考えうるいくつかの対象や思考の連なりのなかから、ひとつを明確かつ鮮やかに心に捉《とら》えることである……ある事柄を効果的に扱うために、それ以外に目をつぶることを意味し、またそれは不鮮明で雑然とした注意散漫状態とは対極にある。(70)

——ウィリアム・ジェームス、『現代思想新書・第6　心理学の根本問題』〔松浦孝作訳、三笠書房、一九四〇年〕

スマホ断ちのステージへようこそ。ここからはスマホとの新しい付きあい方を構築するための実践ガイドだ。解説を始めるまえに、いくつか注意点がある。

プログラムは自由に変更が可能

三〇日間のプログラムの内容は次のとおりだ。習慣を変えるのには時間がかかる。そのため、できればこんなふうに一日にひとつずつ実践していってもらいたい。とはいえ、この一覧をどう変更するかはあなたの自由。大切なのは、この体験（と、新しいスマホとの付きあい方）を自分にあったものにすることだ。

１週目　テクノロジーの選別《トリアージ》

１日目（月）使用時間計測《トラッキング》アプリをダウンロードする
２日目（火）いまの付きあい方を把握する
３日目（水）注意を始める
４日目（木）データを確認し、行動にうつす
５日目（金）ＳＮＳのアプリを削除する
６日目（土）（リアルな）生活にもどる
７日目（日）身体と向きあう

2週目　癖を矯正する

8日目（月）　通知にノーと言う

9日目（火）　人生が変わるマジック　アプリを整理する

10日目（水）　充電場所を変える

11日目（木）　成功への下準備をする

12日目（金）　アプリブロッカーをダウンロードする

13日目（土）　境界を定める

14日目（日）　ファビングをやめる

3週目　脳の力を取りもどす

15日目（月）　動きを止める、深呼吸する、いまに意識を向ける

16日目（火）　ぼーっとする練習をする

17日目（水）　集中力を鍛える

18日目（木）　瞑想《めいそう》する

19日目（金）　スマホ断ち体験に向けて準備する
20日～21日目（土～日）　スマホ断ち体験

4週目とそれ以降　新しい付きあい方をつくる

22日目（月）　体験を振り返る
23日目（火）　断スマホ《スマファス》する
24日目（水）　誘惑に対処する
25日目（木）　デジタルライフの他の部分を片づける
26日目（金）　スマホチェックを思いとどまる
27日目（土）　デジタル休暇に取り組む
28日目（日）　劇的な効果をあげる人のスマホにまつわる七つの心得
29日目（月）　維持する仕掛けをつくる
30日目（火）　おめでとう！

あなたはひとりではない

本書の〈　〉で括《くく》った文章はスマホ断ちを実践した人たちの感想だ。ところどころで紹介しているのは、振り返りのヒントになると同時に、だれもが同じような壁にぶつかるというのを示すためだ。

ジャッジは不要

スマホ断ちは自分を裁く場ではない。当然、私があなたをジャッジする場でもない。私たちがやるべきことは観察し、自問し、体感することだけだ。メッセージアプリで一日に一五〇回メッセージをやりとりするのが、自分の好きな時間の使い方だと判断するのだとしても、あなたには好きに決める権利がある。

自分を追いこまない――〝失敗〟はありえない

本書のエクササイズをやってみて、効果が出ればすばらしい。日課にしよう。やってみてイマイチだと思ったら、次へ行こう。同じように、もし以前の習慣にまたもどってしまったとしても（正直に言うと、その可能性は高い）自分を責めないでほしい。ただプログラムにもどってこよう。
そういう場合のひとつの対処法として、こんなのはどうだろう。まずは自分が気落ちしていることを素直に認め、そのあとで気持ちを一新するために、自分の残念な行動を帳消しにするようなことを実行するのだ――スマホ版のカーボンオフセットだ。たとえば、SNSのブラックホールに呑《の》みこまれていると気づいたなら、友人とランチに行く予定を立てるか、夕方の散歩ではスマホを置いていくようにしよう。

ノートをつける

各ステップには振り返りのヒントや答えてほしい質問を用意している。あなたが日記をつけるタイプなら、スマホ断ち専用のノートを用意してはどうだろう。プログラムが終わるころには、自分の考えが見えるかたちになり振り返りができる。メールや手紙を自分宛てに書くという手もあるし、この本の余白に書き留めるのでもいい。

くわしい手順を自分で探す

テクノロジーの進歩の速さを考え、本書では設定の仕方の詳細は記していない。どうすればいいかわからなければ、インターネットで検索しよう。その際、自分のスマホの機種を含めるのをお忘れなく。もしくは、身近に九歳以上の子がいれば、代わりにやってもらおう。

プライベートから始める

まずは（仕事や学校用ではなく）私生活でのスマホの使い方に焦点をあわせよう。理由はふたつある。

ひとつには成果を出しやすいからだ。自分のスマホ癖を、仕事で始終チェックする必要があるからだと弁解する人は多い。とはいえ、それはほんとうに仕事用のチェックだろうか。〝仕事だから〟と言いつつ、インスタグラムを見ていることはないだろうか。

ふたつ目は、プライベートでのスマホの使い方が変われば、仕事での使い方にも影響が出るものだからだ。私生活で改善ができれば、仕事上のスマホとの付きあいもあるべきかたちにおさまるだろう。

仲間を募る

いっしょにプログラムを実践する仲間がいれば、これからのプロセスがより楽しくなり、新しい習慣も定着しやすくなる。そこで、友人や家族、ルームメイトや同僚、ブッククラブのメンバーを仲間にすることをおすすめする。各ステップの質問項目を会話の題材として使えば、たがいの進捗《しんちょく》を確認しあいながら進んでいけるだろう。

〈可能なかぎりいろんな人に仲間にならないかと持ちかけたほうがいいと思う。それで、一大イベントにしてしまうの。ダイエットで食事をヘルシーなものに変えるときと同じで、パートナーや家族がいっしょのほうが取り組みやすいから〉――サラ

ぼんやりスマホを見るのは悪いことではない

ときにはスマホを見てぼーっとしたいこともある。問題なのは〈私たちが防ごうとして

いるのは）、それが常態化することだ。

そして最後に、けれど、とりわけ重要なのが……

自分いじめが目的ではない

私たちが取り組むのは、自分の理想の生き方と現状とのギャップを解消することだ。もちろん、途中で戸惑うことがあるかもしれないが、最後にはスマホ断ちですっきりとした気分を味わえるはずだ。もしも単に自分に〝ノー〟を突きつけているだけだと思ったなら、いったんプログラムから距離を置いて立てなおしを図ろう。私たちのゴールは禁欲生活ではない。自覚的であることだ。

テクノロジーの選別《トリアージ》が必要な理由

スマホ断ちが失敗するのは、ほとんどが準備不足が原因だ。前述したように、スマホとの関係を見なおす際、どう変えたいかを具体的に考えずに取りかかることが多い。〝スマホの使用時間を減らす〟というような、曖昧《あいまい》なゴールに向けて動きだしてしまうのだ。具体的にどうなりたいのか、何を実現したいのか、スマホに引きつけられる根本原因は何か、といったことを見きわめようとしない。いきなり使うのをやめ、それではうまくいかず、無力感と失望感に苛《さいな》まれるはめになる。

それでは「こんな関係はもう嫌」と言って、恋人に別れを切り出すのと同じだ。では、どんな関係ならいいのだと問いただされたところで、じつは自分でもわかっていないと白状することになるだろう。あえて時間をとって答えを見つける努力をしなければ、十中八九、また同じように不毛で不健康な関係に陥ることになる。

同様に、この関係を有りか無しかの極論で考えることは、前述したように、スマホにたくさんの利点があるという事実から目をそむけることになる。スマホ断ちの目的は、文明の利器の恩恵を捨て去ることではない。スマホの悪影響から自衛しつつ、スマホのよい部分を享受できるくらいの、ほどほどを自分で決めることだ。

そのために必要なのが、テクノロジーのトリアージだ。このステップではマインドフルネス（といくつかのアプリ）を使って、現状をデータで確認し、問題のない部分と改めるべき問題点を切り分けていく。

指針となる問い

これまでの説明で、比喩《ひゆ》的な意味でも文字どおりの意味でも、自分が注意を向けたもので人生ができていることを確認してきた。そこで少し次の問いについて考えてもらいたい。

あなたが注意を向けたいものは何？

この三〇日間のプログラムを通して（と、それ以降も）、何度もこの問いに立ち返ろう。スマホに手を伸ばしたくなったら、もしくはやる気が出ないと感じたときにも、初心に返るべくこの問いを思い出してほしい。

〈私が注意を向けたいのは、自分の周囲のもの。自然や人の仕事のすごさ、それから自分自身の気持ちにも気づけるようになりたい〉――エミリー

〈私は友人に注意を向けたい。映画や食事なんかでいっしょに時間を過ごすとき、いい加減な対応はしたくないから〉――ローレン

ロック画面に仕掛けをする

紙に「注意を向けたいものは何？」と書き、それを写真に撮って、ロック画面の背景にするのはどうだろう（大切な人にその紙を持ってもらって写真を撮るのもいい）。こうしておけば、スマホを見るたびに、かならずこの問いが目に入る。

先に予定しておく

プログラムに入るまえに、やる気がいちばん高そうなこのタイミングで、二四時間のスマホ断ちをいつにするかを決めてしまおう。いますぐだ。これは冗談ではない。さっそくカレンダーを取ってきて、予定を書き入れよう。

本書のとおりに進めるなら、スタートは月曜日からで、スマホ断ちは三週目のどこかでおこなうことになる。週末全体がいいリズムになるので、金曜日の夜から土曜日の夜にかけての期間がおすすめだ。もしその週末が都合が悪ければ、別の二四時間を選ぼう。

つまり、この予定は都合が悪くなれば変更すればいいものだ。要は、ただプログラムの解説を読んで終わりにならないように、先に予定を入れて実際に取り組む可能性を高めるのが狙いだ。どれだけ準備期間があるかも自覚できる（この体験期間に向けては、準備が整えられるようさまざまなエクササイズを用意している。だいじょうぶ、一歩ずついっしょに進んでいけばいい。むしろ、やってみたら満足感の高さにびっくりするかもしれない）。

ついでに、プログラムの他のステップも予定に入れておいてはどうだろう。手帳でも、スマホのカレンダーでもいい。三〇個の予定を書きこむのが面倒なら、〝スマホ断ち〟というような内容でスマホのリマインダーをひとつ作成し、三〇日間、毎日表示されるようにしよう。

1日目（月）　使用時間計測《トラッキング》アプリをダウンロードする

テクノロジーの選別《トリアージ》の最初のステップは、自分が予想する使用時間と実際の使用時間を比較することだ。最初に、次の質問の答えを書き留めておこう。

・自分では一日に何回くらいスマホを手に取っていると思うか？

・自分の一日の使用時間はどれくらいだと思うか？

次は計測アプリをダウンロードしよう。スマホを見る回数や使用時間を、自動的に計測してくれるアプリだ。〔訳者注：現在、これらの機能は、ほぼすべての端末に最初から入っている〕

この時点ではまだ行動を変えようとしなくていい。ここでの目的はただデータを集めることだけ。結果は三日後に確認する。

〈自分の予想する使用時間と、実際の使用時間の差を突きつけられたのは、でかかった〉
――ダスティン

2日目（火）　いまの付きあい方を把握する

トラッキングアプリを裏で動かし始めたところで、きょう必要になるのはノートか、自分に向けたメール作成の画面だ（もしくはペンを取ってきて、この本の余白に書くのでもいい――それで私が気を悪くすることはない）。そして、次の質問について思いついたことを書いていこう。

・スマホの好きなところは？
・スマホで困るのはどういうところ？
・スマホを見る時間が多くなったことで、何か自分に（いいことでも、悪いことでも）変化はあったか？（あなたの年齢にもよるが、最初にスマホを手にして以降の変化で、何か思いあたるものがないかも考えてみよう）

〈自分の指先に世界じゅうの情報があるなんて最高だ。どんな疑問の答えも見つけられ、どんな場所でも行き方がわかるのは、じつはすごいことだと思う。［でも］、スマホはいつでもすぐに取り出せて、ニュースを読んだり何かを調べたりできてしまう。以前なら、きっと自分の周囲を見ているくらいしかできなかった時間だ。あえてそんな時間をもつようにしてみたら、たいてい何かおもしろいことがある。そういうのはぜんぶ、スマホに釘付《くぎづ》けなら見過ごしてたことだろう〉――コナー

〈集中力がずいぶん落ちてる。（道順を確認したり、観光情報を探したりして）事前に

予定を立てることがなくなった。その場で調べられるとわかっているから。記憶力も悪くなった。スマホを見たりテキストを送ったりでうつむいてばかりだから、身体（首、親指、手首）が固まっている感じがする〉――エリン

次に一カ月後のプログラム終了時の自分を想像してみよう。どんなふうにスマホとの新しい関係を築いていたいだろうか。時間ができたらやりたいことは？　どんな収穫があれば嬉《うれ》しいだろう。自分の変化を誰かに指摘されるとして、どんなふうに言われたい？　どうなっていればスマホ断ちが成功だと思うだろうか、そして／あるいは、それを実現した自分に向けてお祝いのメッセージを書いてみよう。

〈スマホにあまり振りまわされなくなっていたらいい。ほんとうはよく知らない人たちのページを、何時間もスクロールするのも、もうやめていたらいいのに。できた時間で何か有意義なことを始めていてほしい。新しい趣味をもつとか、ジムのレッスンを増やすとか。彼氏や友達からは、何に対してもじっくり取り組むようになった、うわの空になってることが減ったと言われたい〉――シボーン

3日目（水）　注意を始める

テクノロジーの選別《トリアージ》の次のステップでは、マインドフルネスを一歩進め、自分のスマホの使用状況や使用するタイミング、そのときの気分を意識してみよう。

これからの二四時間は、こんな点に注意してみてほしい。

・ほぼ確実にスマホを見る状況（列に並んでいるとき、エレベーターのなか、車に乗ったときなど）。朝一番にスマホを見るときの状況、夜最後にチェックするときの状況についても注意しよう。
・スマホを使用するときの姿勢
・スマホを確認する直前の心理状態（退屈、興味津々、不安、満足、寂しい、わくわくしている、悲しい、なごやかな気持ちなど）
・スマホを確認した直後の心理状態（気分がよくなっている、悪くなっている、チェックをしようとした時点の心理的欲求は満たされたか）
・スマホに注意を引かれる頻度ときっかけ（通知、メッセージ、〝いいね〟）

・スマホを使用中の心理状態、スマホが手もとにないと気づいたときの心理状態。この項目の意図は、スマホが脳にドーパミンやコルチゾールを分泌させる状況や、その状況にともなう気分に気づけるようになることだ（かなり大ざっぱな表現だが、渇望感はドーパミン分泌に対する欲求であり、ドーパミン自体は高揚感、コルチゾールは不安として感じられる）。

他にもこんな点を意識してみよう。

・スマホの有無にかかわらず、次のような感情をいくつか同時に体感できる状況は？——熱意、やる気、楽しさ、充実感、やりがい。そのときはどんなことをしていて、だれといっしょで、スマホはかかわっていたか。
・他の人のスマホを使う状況とタイミング——それを見て、自分がどう思うか。

最後に、一日のなかで自分がよくスマホを使うシーンを、いくつか思い浮かべよう。それぞれの習慣には、その行動のきっかけとなる共通の引き金があるはずなのだが、気づけるだろうか。たとえば、起きてすぐにチェックするのは不安になったからかもしれない。単に枕もとにあるせいだとも考えられる。エレベーターで見てしまうのは、おそらく他の人がみんなそうしているからだろう。仕事中に使いがちなのは、やらなければならないことにうんざりしているせいかもしれない。

ここではこうした引き金の善し悪しについて、とやかく言うつもりはない。ただそうしたきっかけの存在を認識し、習慣のパターンを特定するのが狙いだ。

ウォーミングアップとして、『マインドフルネス・テック　デジタルライフにバランスを（Mindful Tech: How to Bring Balance to Our Digital Lives)』の著者デイヴィッド・レヴィが提案する、〝スマホ瞑想[71]〟を少しアレンジしてやってみよう。

まずは、いまの自分の状態を確認しよう。呼吸は？　姿勢、集中力、気分はどうだろう？

それでは、スマホを手に取ろう。ロックはまだ解除しなくていい。呼吸や姿勢、集中力、気持ちに変化はあっただろうか。

次にロックを解除し、いちばんよく使うアプリ（メール、SNS、ニュースなど）を開こう。タイムラインをしばらくスクロールするか、見ているのがメールなら、そのまま返信してもいい。しばらくしたら、何か変化があったか自分の状態をもう一度確認しよう。最後にスマホの電源を切り、目につかないところに置く。気分はどうだろう。何か変化はあっただろうか。

個人的な話をすると、私の場合は機嫌よく見始めることはあっても、使い終えたあとに気分がよかった覚えはほぼない――この気づきが、つい癖でスマホを手に取ったときに思いとどまる助けになっている。

〈スマホを手に取るまえは、たいてい少し不安な感じがあります。その五分前からずっと不安だったというわけではありません。スマホをチェックしようと思ったときの目的がなんであれ、実際にスマホを手に取った瞬間に、不安がこみあげてくるようです。ログインしてメールやフェイスブックを見だしたら、だいたい気は楽になっているんですが。どうしてでしょう？〉――ジェニー

物理的な歯止めをつくる

無意識のうちにスマホを見ようとする自分に気づけるように、スマホに輪ゴムやヘアゴムを巻いたり、裏にテープやシールを貼ったりするのはどうだろう。こうしておくと、手に取ったときの感触で、注意しなければならないと意識できる。そのうち勝手に気づくようになるので、必要なのは最初の二、三日だけだ。また、視覚的なやり方もある。〝要注意！〟とか〝いま手に取ったのはなぜ？〟と書いた紙の写真を、ロック画面の背景にするのだ。

4日目（木） データを確認し、行動にうつす

きょうの時点でスマホの使用データを収集し始めて三日が経ったはずだ。さっそくデータを分析していこう。

1　トラッキングアプリの結果を確認する

収集したデータはそれほど精緻《せいち》なものではないが、問題はない――予想と現状の差をだいたい把握できればいいからだ。

一日に何度スマホを手に取り、使用時間はどれくらいだっただろう。自分の予想と比べてどうだったか。何か意外に思う点はあっただろうか。

〈「トラッキングアプリの」データを見てぞっとした。昨日だけで八一回スマホを見て、使用時間は二時間を超えている〉――サマンサ

2　気づきを整理する

次に、この二四時間で気づいた、自分がスマホをよく使う状況や原因について振り返ろう。スマホが邪魔をしてくる方法（と頻度）について、何か気づきはあっただろうか。また、具体的には何に注意を奪われたか？　邪魔されて、どんな気分になっただろう？

〈邪魔はしょっちゅう入る。とにかく、もう、四六時中だ。そういうときは、決まって

カフェインで覚醒《かくせい》したみたいになる――集中力が高まって、感覚が鋭敏になって、でも一瞬で元どおりだ〉――ジョシュ

スマホを使用する前後や使用中、手もとにスマホがないとき、身体や心に何か変化があったか。たとえば、気持ちが軽くなった、身体がこわばった、わくわく感、不安感があったなど。スマホによって、ドーパミンやコルチゾールの分泌量が変わったことに気づけただろうか。そのとき、どんなふうに感じただろう？

〈スマホに手が出るときは、何かが欲しいような落ち着かなくてうずうずする感じがある――ダイニングテーブルにいるときに、お腹が空《す》いてるわけじゃないけど、ふと食べたいものが頭に浮かんだときみたいな感じ。それと、期待感でそわそわするときもある。昔、文通相手からの手紙が待ち遠しくて、母親に郵便局に連れて行ってもらったときが、ちょうどこんな感じだった〉――ジェシカ

〝フロー〟（熱意、やる気、楽しさ、充実感、やりがいなどの感情を複数ともなった状態）に入

った経験について、何か気づきはあっただろうか。どんなことをしているときで、だれといっしょだったか。そこにスマホは関係していただろうか。

〈こんな簡単なことでと思われるでしょうけど、庭で草むしりをしているときが、まさにそういう感じです。屋外にいるのも好きですし、抜いた草の山がどんどん大きくなっていくのを見ると、ほんとうに充実感と達成感があります。スマホがかかわるのは、私に劣らず庭いじりが好きな友人に、写真を送るためにカメラを使うときだけです〉

――ジェニー

他の人がスマホを触っているのを見たとき、どんなふうに感じただろう。

〈就業時間内にスマホを使うのがマナー違反でなくなってきたというのが、嫌でしょうがない――必死で仕事のやりとりをしてますっていうふりをしてるけど、実際はどう見ても私用で使ってるんだもの〉　――ベスここまでの気づきを考えあわせて、自分の習慣のパターンについて思いあたることは？予想外のことは何かあっただろうか。

〈ぼくがスマホを使うのは、だいたい退屈なとき（移動中、ひとりでいるとき）か、夜にソファでくつろいでいるとき（テレビを見ているか、やらなきゃいけないことを先延ばしにしているとき）だ。無意識だったけど、よく考えてみたら、なんてたくさんの時間を無駄にしてきたんだろうと思う〉――ベルナルド

3　減速帯《スピードバンプ》をもうける

スマホから主導権を取りもどす方法で特に効果が高いのは、車道についている減速帯のように、ささやかな妨害策を講じて、スピードを緩めざるをえないようにすることだ。別の道を進むと心を決めているのなら、衝動が行動になるまえに減速帯で立ち止まることができれば、方向転換のチャンスができる。

このプログラムでは物理的なものから心理的なものまで、さまざまな減速帯を試していく。その最初のひとつが、私がWWW《ダブダブダブ》と名づけたものだ。これは、「何（WHAT）のた

めか、なぜ（WHY）いまなのか、他に何（WHAT）ができるか」という三つの問いから取ったものだ（戒めとして、ロック画面にWWWと出すのを検討してはどうだろう？）。

W《ダブ》W《ダブ》W《ダブ》——何のためか、なぜいまなのか、他に何ができるか

スマホを手に取ろうとする自分に気づいたら、すかさずこう自問しよう。

何のためか？　何をするためにスマホを手に取ったのか？（メールをチェックする、アマゾンで商品を探す、暇つぶしなど）

なぜいまなのか？　いまこの瞬間にスマホを手にしたのはどうしてか？　用ができた（写真を撮りたい）からかもしれないし、状況（エレベーターのなかにいる）のせいかもしれない。あるいは、感情が原因（気晴らしが必要）の可能性もある。

他に何ができるか？　スマホを見る以外に、何かできることはないだろうか？　WWWと自問したあとに、それでもスマホを使いたいと思ったとしても、それはそれで一向にかまわない。要するに、その瞬間に他の選択肢を模索する機会が得られればいい。最終的にスマホを見ることになったとしても、それは自覚的に決断した結果だ。

また、使う目的を先に確認しておくことも大切だ。そうすることで、SNSで写真をシェアしようとしただけなのに、気づけばタイムラインを三〇分もぼんやり眺めていた、という状況を避けられるだろう。

5日目（金）　SNSのアプリを削除する

前述したように、SNSはジャンクフードのようなものだ。摂取しすぎると気持ち悪くなるが、いったん使い始めたら自分ではなかなか止められない。そろそろ、それをなんとかしよう。

最初に、自分がいちばんよく使うSNSがどれかを少し考えてみよう。そのプラットフォームに料金がかかるとしたら、週額いくらまでなら払おうと思うだろうか。

冗談は抜きにして、少し考えてみよう。

金額が決まったら、今度は最近の出来事で、すごく楽しかったことか充実感を覚えたことがなかったかを振り返ってほしい。仲のいい友達との集まりや趣味の活動だろう。

過去にもどれたとして、私が代償として金銭を支払うのでそこに参加しないでほしいと頼んだら、あなたはいくら要求するだろう？

金額は決まっただろうか。

たいていの人はＳＮＳの料金をかなり低く見積もる——週に一ドル前後という答えが多い。

一方で楽しかった体験をあえてすっぽかす代償には、多くの人がはるかに、それはもうはるかに高い金額をつける。

いまここでひとつ明らかになったのは、私たちはＳＮＳよりも実際の体験の楽しさのほうに、ずっと大きな価値を感じるということだ。となれば、後者を優先するべきだろう。当然のことだ。一方で、ＳＮＳという楽しいツールがあるからこそ、友人や家族、周囲の世界とのつながりを感じられるという人もいる。

理想を言えば、ＳＮＳも適度な使い方ができればそれにこしたことはない。そうすれば、悪影響を受けることなく良い部分だけを享受できる。けれど、それをスマホで実現するのはかなりむずかしい。ここまで見てきたように、ＳＮＳのアプリは、私たちが病みつきになるようにつくられているからだ。

ありがたいことに、これには簡単な対処法がある。**スマホからSNSのアプリをすべて削除すればいい。**

私は大まじめだ。いますぐ削除してしまおう。アプリのアイコンを長押しし、アイコンが震えだしたら角の×を押す。追い詰められたアプリが、こちらの意気をくじこうと質問を返してくる（〝アプリとデータのすべてを削除しますか？〟）。それに「はい」と答えて、呆《あき》れ半分に肩をすくめよう。フェイスブックが個人データを削除するつもりなどさらさらないことは、だれでも知っている。いつかふたたびダウンロード／インストールされるときに備えて、すべてのデータはこれまでどおりクラウド内に身を潜め、あなたを取りこむ機会が来るのを待ちつづける。

それでもまだ削除するか迷っているなら、次の二点について断言しておく。

1　いつでももとにもどせる。　理想を言えば、できればこのプログラムの〝関係改善パート（SNSとより健やかな関係をつくるためのヒントを紹介する）までは、アプリを削除しておいてもらいたいところだ。とはいえ、私はあなたのボスではない。

2　好きなときにチェックはできる。　これでSNSと完全に手を切らせようとしているわけではない。チェックはアプリからでなく、スマホやパソコンのインターネットブラウザ経由にしてもらいたいだけだ。

これも一種の減速帯だ。ブラウザ版のＳＮＳはアプリよりも機能が少なく、使い勝手もよくない。だからこそ、自分はいまほんとうにＳＮＳを見たいと思っているのか、と自問するチャンスが何度もめぐってくる。

結局、見ると判断したとしても問題はない——ただし、使うときは計画的に。最初に目的をはっきりさせ（何かを投稿する？　特定の何かを探すため？　ただスクロールを楽しむ？）、どのくらい使うか時間を決めておく。タイマーをセットするのもいいだろう。そして目的を終えたら、ログアウトしてブラウザを閉じる。これで自分からブラウザを立ちあげないかぎり、勝手にＳＮＳが起動することはない。

とにかく、一度やってみよう。いますぐアプリを消すのだ。それで困ったことになったりはしない。私が保証しよう。それどころか、スマホ依存を断ち切るうえで、これがいちばん効いたと多くの人が教えてくれたくらいだ。

パスワードを忘れそうで心配なときの対処法

これから私はたくさんのアプリを削除しようと呼びかける。あなたが削除に躊躇《ちゅうちょ》するのは、もしかするとそのアプリがお気に入りだからというより、私と同じで、もう一度使おうと思ったときに、パスワードを見つけられるか/思い出せるかが心配だからではないだろうか。それを解決するために、インターネットセキュリティの専門家がこぞって必要性を訴えてきた対策を、そろそろ取り入れてはどうだろう。パスワード管理アプリを使うのだ。パスワード管理アプリとは、すべてのパスワードを記憶しておいてくれるものだ(より強力なパスワードを新たに生成する機能もある)。そのアプリを使うためのマスターパスワードをひとつ設定しておけば、他のサイト/アプリのログインは代わりに実行してくれる。ハッキングの可能性を減らせるうえに、心置きなくどんなアプリでも削除できるようになる。

もうひとつおもしろい心理テクニックをご紹介しよう。研究者によると習慣化したいことをどう表現するかで、その定着度合いが左右されるという。具体的には、○○を「する」「しない」と表現する（身についた行動として捉《とら》える）ほうが、○○を「すべきだ」「すべきでない」と言うよりずっと成果をあげやすい。(72)「私は週に五日、ジムに行く」と表現するか、「私は週に五日、ジムに通わなければならない」と言うかの違いだ。

いまがこのテクニックを試してみる絶好の機会だろう。現在のあなたはスマホにSNSのアプリを入れていない人。もしアプリを使いたい、再インストールしたいと思ったら、「そうすべきでない」「そうしてはならない」と考えて無理に抗《あらが》わなくていい。代わりに、自分の現状をそのまま表現するのだ。「私はスマホにSNSのアプリを入れていない」と。これだけで、驚くほどの差が出るはずだ。

それから最後に、ふだんSNSにあてていた時間を、ほんの一部でもいいので大切な人と過ごすことに使ってほしい――できれば、オフラインで。友人に電話をする。お茶に招く。パーティをする（もちろん、準備にはSNSを使っていい）。そして、そのあとの自分の感情に意識を向けてみよう。特に、SNSを使ったあとに感じる心理状態と比べるといい。

〈インスタグラムとフェイスブックのふたつのアプリには、ほんとうにのめりこんでしまう。スマホから削除して、サファリからチェックするだけにした。これが効果てきめんだった〉──シボーン

〈その手のアプリがほんとうに大好きだったのに、削除してももどしたいと思わなかったのが不思議〉──ヴァネッサ

SNSとFOMO（何かを見逃す不安）

スマホからSNSのアプリを削除すると、見逃す投稿がいくつも出てくるだろう。けれど、FOMOにそそのかされて「チェックする時間が減れば、何かを見逃すかも」と考えるのではなく、SNSにかまけているうちに確実に見逃す物事に意識を向けよう──つまり、その他の生活だ。裏を返せば、スマホ上だけで起きていることなら、それはおそらく見逃したほうがいいことだ（大事件が起きたのなら、スマホを見ていなくても耳

に入ってくる)。

SNS経由で入ってくる、リアルなイベントの誘いに気づけないのが心配なら、一日に数回パソコンでアカウントを見るようにしよう。サービスによっては、どんな情報についてのメール通知を受け取りたいかを選択できる――これで、リアルなイベントの招待も手もとに届くだろう。

最後に、SNSの使用時間が短くなれば、別の種類のFOMOも避けやすくなる――だれかのタイムラインと自分の暮らしを比べて感じる嫉妬《しっと》心だ。皮肉に思えるのは、ほとんどのアカウントは、たとえスキー/サーフィンをしたり、モデルに囲まれてジャグジーに入ったりする写真でタイムラインがいっぱいだったとしても、それがそのままその人の生活の実態をあらわしているわけではないという点だ。また、ものすごい数のフォロワーがいるインフルエンサーのなかには、報酬をもらってきらびやかな日々を演出している人も多い。だれかの日常が現実にはありえない夢のようなものに見えたなら、それはおそらく夢なのだ。

6日目（土）（リアルな）生活にもどる

スマホの使用量が減れば、そのぶん時間に余裕ができる。取りもどした時間をどう過ごしたいかを具体的にイメージしておかなければ、不安になったりふさぎこんだりする恐れがある――そうなると、元の習慣に逆もどりしてしまうかもしれない。

だからこそ、オフラインで幸せを感じられることを充実させる必要がある。まずは次のようなヒントをもとに考えてみよう。そして、思いついたことを書き出していこう。

- ずっと好きだったことは……
- ずっとやってみたかったことは……
- 子供のころ夢中だったこと／ものは……
- 時間ができたらやってみたいと思っていることは……
- 自分がフローに入れるとわかっている行為は……
- もっといっしょに過ごす時間を持ちたい人は……

〈自然に囲まれて過ごすのが好きだ。海や湖で泳いでいると、すごく幸せな気分になる。

大切な人たちといっしょに過ごすのもそうだ〉――ダニエル

書き終えたらそれを参考にして、これから数日／プログラムの残りの期間にできそうなことを具体的にリストアップしよう。たとえば、カフェでクロスワードパズルをする。日帰り旅行へ行く。ハイキングへ行く。習いごとを始める。ゲームの会を開く。美術館へ行く。絵を描く。短編小説を書く。友達と会う。気になっている料理をつくる。まえもって楽しいことのアイデア（とプラン）をたくさん出すのが、ここでの目的だ。これで、時間が空いたときにスマホに手が伸びる確率を減らせるだろう。

〈すごく忙しいときやストレスが溜《た》まってるときに、少し空き時間ができたりすると、特に楽しい予定もないし他にすぐにできることもないから、スマホに頼ることになる。それが習慣になっていると気づいた〉――ヴァレリー

7日目（日）　身体と向きあう

スマホが登場する以前から、私たちの多くは心と身体を別個のものとして考えがちだった。

新たなスクリーンが次々に日常に加わり、同時にその傾向はどんどん強まってきた。そこできょうは、身体と向きあう時間をつくってみよう。身体を動かしながら、同時に楽しさも感じられることを実践するのだ。

大切なのは自分が、首の上の脳味噌《のうみそ》以上の存在だと思い出すことだ。また参考までに伝えると、血流がよくなる運動は認知機能の向上にも役立つことが、たしかな証拠で示されている。(73)たとえば、こんな活動はどうだろう。

・散歩へ行く（スマホは持っていかない）。動かしている身体の部位や、呼吸に意識を向けよう。
・ヨガをする。
・キャッチボールをする。
・公園へ行って、アクティビティに参加する。
・マッサージを受ける（人の手の感触を通して、自分の身体と向きあう）。
・跳んだり跳ねたりしなければならないテレビゲームをやる。
・ふだん運動するときに音楽を聴いているなら、一度音楽を止めて、自分の身体や呼吸を意識してみる（荒れた呼吸で気持ちが萎《な》えそうになったら、また音楽をかけよう）。

では、実際にやってみよう。本を置いて、息を大きく吸いながら両手をゆっくりと上へ伸ばす。今度は息を吐きながら両手をおろそう。気分はどう？

〈ダンスのレッスンに行くようになったら、自分の身体が歩くとかすわること以外にもいろいろできるんだって思い出す感じがある。それにもう感動しちゃって。頭のなかから飛び出す（そして、身体と向きあう）機会をもっともっとつくりたいと思ってる〉

――エリザベス

予告：目覚まし時計を用意しよう

スマホ断ちの次の段階では、寝室にスマホを入れないようにしようと提案するつもりだ。ところが、多くの人が実行せずに解説を読み流して終わりにする。それはなぜか。

スマホを目覚まし時計がわりにしているからだ。

けれど、よく考えてほしい。スマホを目覚まし時計にしていたら、目覚めて最初に触れるものは間違いなくスマホになる。だからこそ、締め出し作戦が近づきつつあるいま、事前に準備をしておこう。スマホ以外の目覚まし時計を見つける（あるいは、買う）のだ。

2週目　癖を矯正する

テクノロジーと奴隷制度との違いは、奴隷が自分は自由でないと明確に自覚している点にある。(74)

――ナシーム・ニコラス・タレブ（作家、哲学者、研究者）

『習慣の力〔新版〕』〔渡会圭子訳、早川書房、二〇一九年〕という良書で、ジャーナリストの著者チャールズ・デュヒッグは習慣を次のように定義している。「ある時点までは自分で選んでいるが、しだいに考えなくても毎日のように実行することになる行動」。デュヒッグいわく、あらゆる習慣は三段階のループ構造になっている。

1　きっかけ（引き金《トリガー》とも呼ばれる）　脳を自動操縦モードに切り替えて、特定の行動を実行するよう促す状況や感情

2　反応　反射的に起きるふるまい（習慣的行動）

3　報酬　脳が欲するもの、また、その〝習慣のループ〟を記憶に残すのを助けるもの

つまり、こういうことだ。ある日、あなたは退屈だと感じ、テーブルに置いたスマホに目を向け（感情と身体による引き金）、そのままスマホを手に取った（反応）。すると、気がまぎれて楽しく過ごせた（報酬）。脳のなかでスマホと退屈さの解消が結びつけられ、やがて少しでも時間ができれば、スマホに手を伸ばすようになる。

習慣はときに有用だ。反射的に作業や決断をおこなえるからこそ、脳は他のことに力を割く余裕ができる。一歩ごとに全神経を集中する必要があったなら、家まで歩いて帰るのがどれほど大変かを想像してほしい。一方で習慣が害をもたらし、依存症にまで発展する

こともある――たとえば、食事の終わりと煙草とが脳内で結びつけられたとしたら、どうだろう。

いい習慣でも悪い習慣でも、そのどちらでもなかったとしても、習慣を断ち切るのはきわめてむずかしい。しかも習慣がいったん依存症の域にまで達すると、認識できないほど些細《ささい》なことでもきっかけになりうる。

二〇〇八年に学術誌「PLoS ONE」に発表された研究(75)では、ペンシルベニア大学の依存症研究センターの研究者が、二二人の治療中のコカイン依存症患者に対し、脳スキャナーに横たわった状態で、依存行動のきっかけになりうるものの画像(吸引パイプ、コカインの塊など)を見せた。画像の表示時間は三三ミリ秒(まばたきの約一〇分の一の時間)だったが、被験者の脳の報酬中枢は、薬物の使用器具を認識可能なほど長く目にしたときと同じ反応を示した。

嫌な情報だ。一方でいいニュースもある。習慣を完全に取り除くことはできないが、変えることはできる。もっとも簡単に始められるのは、習慣のきっかけに出会わないように生活や環境を整えることだ。そして、きっかけになるとわかっている状況に遭遇した場合に備えて、どう対処するかを事前に決めておくことだ。今週、私たちはそれに取り組んでいく。

〈意志の力さえあれば悪習慣から抜け出せる／改められると思っていた。でも、以前に別の依存症で苦労したことがあったから、いまは意志の力だけではどうにもならないと知っている〉――ベン

8日目（月）通知にノーと言う

ロシアの生理学者イワン・パブロフの、かの有名な実験を覚えているだろうか。ベルの音を耳にすると犬が唾液《だえき》を出すようになったというものだ。餌をやるときにかならずベルを鳴らすようにしたところ、犬たちの頭のなかで（ドーパミンのはたらきにより）ベルの音と餌がもらえることが結びつけられた。最終的に犬たちは、ベルの音を耳にするだけで、期待感からよだれを垂らすよう条件づけられた。

プッシュ通知を許可すると、まさに同じことが私たちのなかでも起きる。プッシュ通知とはホーム画面やロック画面に一日に何度も現れる、あの通知のことだ。きっかけと報酬を結びつける脳本来の機能（それと、不確実性に対する不安）を利用し、スマホをチェック

したい衝動を引き起こす。通知を見聞きするたびに、新しくて予測不可能な何かが、自分を待っていると知らされる――人が強く望むよう本能に刷りこまれているふたつの特性だ。

その結果、通知に抗《あらが》うのはほぼ不可能になり、時間が経つにつれて〝パブロフ反応〟、つまり条件反射を起こすようになる。スマホが近くにあるだけで期待／不安を覚えるようになる（そして、注意散漫になる）のだ。

それどころか、テーブルに置いてあるだけでも、親密感や一体感、会話の質に悪影響を及ぼすことがわかっている[76]――集中力を必要とする作業で効率が悪くなるのは当然だろう。

さらに、プッシュ通知は幻聴も起こす[77]。ミシガン大学の二〇一七年の研究によると、大学生の八〇％以上がスマホのバイブレーションや通知音の〝幻〟を体感したことがあった。

通知は注目を奪う手段としてもかなり優れている。マーケティング用の解析サービスを提供するロカリティクス社は、自社ブログの「プッシュ通知が増大した年」と題した記事で、次のような報告を記している。「二〇一五年、プッシュ通知を許可したユーザーの一月あたりのアプリの起動回数は、平均一四・七回だった。一方で、通知を許可していないユーザーでは、その数は五・四回にとどまった。……すなわち、プッシュ通知を許可したユーザーは、不許可のユーザーと比べて平均して約三倍多くアプリを起動した(78)」

以上のことをまとめると、通知音やバイブレーションは脳内で化学反応を引き起こし、私たちが実行中のこと（や、いっしょにいる人）に向けている注意を無理やりそらさせ、スマホを確認せずにはいられなくする。それも、たいていは他のだれかの利益のために。プッシュ通知でスマホはスロットマシーンになり、いま私たちが改めようとしている習慣のループそのものを強化する。悪の元凶であり、消してしまうにかぎる。

いますぐ手を打つ

スマホの通知の設定画面へいき、電話と（どうしても必要なら）メッセージアプリとカレンダー以外の**すべての通知をオフにしよう。**

このまま永久にオフにしておく必要はないが、いったん最小限まで減らすことは必要なステップだ。それはなぜか。ほんとうに必要なものがどれかを自覚したうえで、オンにもどすことができるからだ（メッセージアプリの通知は厄介だが、残すのもアリだ。いまや生身の人間とのリアルなコミュニケーションに代わるものだからだ。カレンダーの通知も残していいものだ。これで病院の予約に遅れても、私のせいにしないように）。新しいアプリをインストールすると、そのたびに通知を許可するかと確認される。さらりとノーを突きつけよう。

注意とヒント

・特定のアプリでは、通知を消したほうがチェックの回数が増えることがある。その状態になっていると気づいたら、通知はオンにもどしてかまわない。けれど、できれば一日、二日は様子を見よう——チェックしたい気持ちが高まっているのは離脱症状の一種で、ときが経てばおさまる可能性もあるからだ。

・通知は音やロック画面上のメッセージとして現れるものだけではない。アプリのアイコンにつく、小さな赤い吹きだし／バッジもそうだ。新しいメッセージや情報があることを明示して確認を促す。これもオフにしてしまおう。

・〝通知を消そう〟には**メールの通知も含まれる**——アプリの赤バッジも、新着メールの受信を告げる通知音もそうだ。メール中毒の私が保証しよう。通知を消しても、あなたがチェックを忘れることはない（いちばん手っ取り早い通知の消し方は、メールアプリの自動受信設定をオフにすることだ。これで新しいメールがあるかをバックグラウンドで確認しにいかなくなる）。

メールといえば、この機会にＳＮＳのメール通知についても見なおしておこう。自分のアカウントの設定画面へいって、イベント招待など自分がほんとうに関心のある通知だけをメールで受信するように変えるのだ（スマホのＳＮＳアプリは削除済みのはずなので、この設定はパソコンでしなければならない――申しわけない！）。すべてのカテゴリの新着が見られるのは、自分でアカウントにログインしたときだけだ。これでメールチェックが、いつの間にかＳＮＳスパイラルに変わる可能性を減らせるだろう。

〈スマホを黙らせて通知を最低限にするのは、すごくいい気分だった。世界が変わったみたいに、目の前のことに集中できるようになった〉――クリスタル

熟練ユーザーからのアドバイス　ＶＩＰの力

メールの通知を消すことに、抵抗がある人もいるかもしれない。気づかないと困るだれかさん（たとえば、ボス）のメールが来るのが理由だろうか。解決策は、ＶＩＰ（Very Important People：非常に重要な人たち）を、連絡先でグループ分けしておくこと。そして、このグループのメールについては、スマホの通知をオンにしておくことだ。

9日目（火）　人生が変わるマジック　アプリを整理する

〝目を覚まそう〟で触れたように変更できるスマホの設定項目は、たいていどれも使用時間を（減らすのではなく）増やすためのものだ。設定を変えるときは、自分の目的にかなっているか、しっかり見きわめながら進める必要がある。まずは残しておきたいアプリがどれかを判断することから始めよう。

まずやるべきは、次のふたつの観点からアプリをふるいにかけることだ。**注意を奪う**

恐れがあるか（つまり、没頭してしまうか）、**日常生活の質を向上させうるか**（日々の雑務をこなしやすくしたり、喜び／楽しさをもたらすか）。これで大きく六つのカテゴリに分類されるはずだ。

1　ツール系アプリ（アプリの具体例　地図、写真管理、カメラ、パスワード管理、ライドシェア（相乗り）、エアコン操作、セキュリティ・ウィルス対策、銀行、天気、音楽、電話）

これらは注意を奪うことなく日常的に役立つアプリだ。こういうアプリだけがホーム画面に残していいものと考えよう。

それはなぜか。特定の用途に特化した実用性があるうえに、誘惑になることもないからだ。つまり、ブラックホールに吸いこまれる恐れはない。

メールやゲーム、ショッピングにSNSといったアプリは、すべてブラックホールになりうる。ホーム画面にはぜったいに置かないようにしよう。同じくニュースアプリもはずしたほうがいい。インターネットブラウザについては判断をお任せする。

アプリがたくさんありすぎてホーム画面におさまらないようなら、使う頻度で優先順位づけをおこなうのがおすすめだ。入りきらないアプリは、ホーム画面に専用のフォルダをつくって入れておこう――もしくは、（本気で誘惑を最小限にするのであれば）アプリはすべてフォルダに入れてしまおう。これで個々のアイコンが判別できないくらい小さくなる。それから、ひとつ覚えておいてほしい――ホーム画面はアプリで埋めつくさなければならないわけではない。

アプリの整理方法

アプリを移動するには、アイコンを長押し、指を置いたままもっていきたい場所にずらして《ドラッグ》から指を離す（別ページへ移動したいときは、画面の端を越えるようにドラッグする）。フォルダをつくるときは、アプリをドラッグして別のアイコンの上に重ねるようにして指を離す。これでフォルダができ、フォルダ名も変更可能だ。

2　ジャンクフード系アプリ（アプリの具体例　SNS、ニュース、ショッピング（通販）、

インターネットブラウザ、メッセージ、不動産・部屋探し、ゲーム、メール）

こうしたアプリは節度をもって使えば楽しく有益だが、いったん見始めると途中でやめるのがむずかしいものだ。日常の質を改善することもあるが、のめりこむ恐れもある。

整理する鍵《かぎ》は、メリットよりデメリットが大きいか、反対に注意が奪われるリスク以上に生活の質をあげてくれるか、という観点で判断することだ。リスクのほうが大きければ削除しよう（踏ん切りがつかないときは、いつでも再インストールできるのだと思い出して）。リスクより喜びが勝るなら、そのアプリはホーム画面の次のページのフォルダに入れておこう。理想を言えば、フォルダの名前は開こうとしたときに注意を促すものがいい。多くの人にとって、メールはジャンクフード系アプリだ。

〈マッチングアプリは、「うげっ」と名づけたサブフォルダへ〉――ダニエル

決められない？

一部のアプリ（ＳＮＳアプリやマッチングアプリの大半）は、ジャンクフード系アプリと次のカテゴリであるスロットマシーン系アプリの両方にあてはまる。判断がつかないアプリはいったん削除し、二、三日様子を見よう。

3　スロットマシーン系アプリ（アプリの具体例　ＳＮＳ、マッチング、ショッピング（通販）、ゲーム）

スマホのアプリは、基本的にどれもドーパミン放出のきっかけになる――けれど、なかでもスロットマシーン系アプリは最悪だ。日常をよりよくすることはなく、そのうえ注意もかっさらっていく。

スロットマシーン系／ジャンクフード系アプリの特徴は、次のようなものだ。

・アプリを開くときに期待感がある。
・使い始めると、なかなかやめられない。
・使い終わったあと、落胆、不満、自己嫌悪を感じる。

ひどいものだ。消してしまおう。

ゲームの対処法

ゲームが問題だと思うなら、こんな作戦はどうだろう。ゲーム愛好家から教えてもらった技だ。まず、ゲームアプリを削除する。そしてプレイしたくなったら、そのたびに再インストールする。プレイし終わったら、また削除する。これを好きなだけ繰り返す。
注記：このテクニックはマッチングアプリにも使える。出会いを求める気になったら再インストールするのだ。

〈ゲームアプリがスマホに残っていたら、すぐにゲームの奴隷に逆もどりだ。たいていどのゲームも終わりはないし、少し難度の高い次のレベルが無限につづく。しばらく楽しんだら手放したほうがいい〉――ダスティン

4　がらくたアプリ〈アプリの具体例　二〇一二年にインストールして以来、目にした覚えのない二次元コード読み取りアプリ〉

こういったアプリはもう二度と使わないだろう。注意は奪われないし、生活の質をあげることもない。

これをどうするかには、えてして実生活での不用品に対する姿勢があらわれる。あっさり不要だと判断して捨てられる人もいる。そういうタイプでなかったら、ホーム画面の三ページ目にフォルダをつくって入れておき、あふれかえったクローゼットと同様に見て見ぬふりを決めこもう。どちらが私のおすすめかは推して知るべし。

5　機能特化型アプリ

アプリのなかには、特定の目的に特化しているが、ツール系に分類するほど日常的に役立つわけではないものがある（たとえば、ｉＰｈｏｎｅを探すアプリ、洗濯機が発する謎の電子音を聞き取って問題が何かを教えてくれるアプリ）。こういったアプリも、ホーム画面の三ページ目のフォルダに入れてしまおう。

〈ＡｐｐＳｔｏｒｅをホーム画面からはずすのは、なんだか気分がよかった。始終アップデートが必要だと見せつけられるのには、うんざりしていたから。ぜったいに終わらない作業リストみたいでしょ〉――フェリシア

6　削除できないアプリ

なかには削除できないアプリもある。スマホがそうできないようにしているのだ――私に言わせれば言語道断だ。こういうものも三ページ目のフォルダに放りこんでしまおう。フォルダ名はお好きにどうぞ。

よりよい状態へと後押しするフォルダ機能

ホーム画面は対象外でもいいが、できればどのページでも、アプリはフォルダに入れておくのがおすすめだ。スペースがあり余っていたとしても、だ。整理整頓《せいとん》ができる（片づけ魔ならこれだけでも満足だろうが）というだけではない。自己防衛のためだ。アプリをフォルダでまとめると、アイコンが非常に小さくなり、画面をスワイプしている最中に、どれがどのアプリなのかが直感的にわかりづらくなる。

つまり、目についたからアプリを開く（これこそ条件反射）のではなく、意識的にアプリを開こうとしなければならなくなる。また、私のイチ押しの技も習慣化しやすいだろう。それは、検索バーに名前を打ちこんで、アプリを起動するというやり方だ。画面をスワイプしてアプリを捜すと、必然的に目についたアプリから誘惑を受けることになるが、この技ではそれを避けられる。さらに、ひとつのアプリを使ったら、そのまま自分のいつもの巡回プランどおりにアプリをめぐっていたという、よくある悪習慣も回避できる。

グレースケールの力

アプリを整理してフォルダのなかに片づけたけれど、まだスマホの誘惑が強すぎると感じるなら、画面をカラーから白黒《グレースケール》表示に変えるのはどうだろう。これで何もかもが、白黒コピーされた紙のように見える——これだけで、魅力を損なうすごい効果がある（ドラマ『ゲーム・オブ・スローンズ』に登場する、灰鱗病《グレースケール》と混同しないように——これは皮膚が硬い石のような鱗《うろこ》状になる病気だが、よく考えれば、これもスマホの使いすぎで起きる副作用のひとつかもしれない）。

スマホの小技

アプリがたくさんありすぎて、整理すると考えただけでぞっとすると思うなら、スマホの設定のバッテリー画面を見てみよう。直近で使ったアプリが、バッテリー消費量の順にリストアップされているはずだ。よく使うアプリがどれなのかが一目でわかる——このリストがいい取っかかりになるだろう。

ドックメニュー

多くの人はドックメニューに手を出そうなんて、考えたこともないだろう。これはホーム画面のいちばん下のエリアで、そこに表示されるアプリは変更できないように見える。ところが、じつはカスタマイズが可能だ。さっそく変更してみよう。

メールアプリがまだドックメニューにあるなら、その上のホーム画面に移動し、できればフォルダのなかに入れておく。他にもメッセージアプリやインターネットブラウザのような注意を奪うアプリがあれば、それも移動しておこう。

このエリアは空けたままにしておくこともできる。あるいは、電話やパスワード管理といったツール系アプリのなかで、すぐに使えると特に便利なものを配置するのもいいだろう。

生まれ変わったスマホ

整理を終えると、最終的にスマホの画面は収納容器のカタログみたいにすっきりしているはずだ。それを見たあなたの心も、同じように軽やかになっていることを願っている。

・ドックメニュー　選《え》りすぐりのいくつかのアプリ
・ホーム画面　ツール系アプリ
・二ページ目　整理して残ったジャンクフード系アプリ、メールアプリ
・三ページ目　機能特化型アプリ、削除できないアプリ、がらくた（思いきって削除してしまおう。ここまで来たのだから）
・削除済み　スロットマシーン系アプリ、それに加えて、効果や楽しさ以上に時間を奪うすべてのジャンクフード系アプリ

〈スマホの中身を整理して、ごちゃごちゃした感じが減ったらほっとした――見た目の印象のせいもあるし、もう邪魔されないからというのもある。スマホには〝必要〟なアプリしか残っていないから、アプリを開いてぼんやりスクロールすることは、もうなさそうだ〉――マイケル

10日目（水）　充電場所を変える

スマホのなかを整理して誘惑を最小限に減らしたので、次はスマホの外の環境について

も同じように対処していこう。手始めは、多くの人にとっていちばん問題のある場所のひとつ――寝室だ。

起きてすぐや寝る直前に（さらに言うなら、真夜中でも）、反射的にスマホをチェックするのが習慣になっていると嘆く人は多い。そうなるのも当然だ。ベッドで横になっているときでも、手を伸ばせば届く範囲にスマホがあるのだから。

この悪習から抜け出すいちばん簡単な方法は、ベッドにいるときはスマホが触れないようにすることだ。手っ取り早いのは、スマホなどインターネット対応のモバイル機器の充電場所を、寝室の外にすること――もしくは、せめてベッドの横で充電するのはやめよう（スマホ以外にまだ目覚まし時計がないなら、これを機に用意しよう）。

だからといって、ベッドでスマホや他のモバイル機器をチェックできないわけではない。それに夜中の二時にコンセントの前に突っ立って、スマホの小さな画面を覗《のぞ》きこむはめになったとしても、そんな自分をダメな人間だと思う必要もない。ここでの目的は、朝晩のスマホチェックを、反射的な習慣から意図的な選択へと変えることだ。

では、さっそく取りかかろう。どこを新しい充電場所にするかを決め、帰宅したらすぐに、あるいはすでに自宅にいるのなら、いますぐ寝室のスマホの充電器を取りはずそう。

そして、新しい充電場所のコンセントにプラグを差しこむのだ。予備の充電器もすべて取りはずし、別の部屋に移動しよう（ワンルームや寮であれば、引き出しにしまおう）。これであなたは、自分が眠る場所でスマホを充電しない人。ただそれだけのことだ。

・効果を最大にするには、家族の他のメンバーにも同じようにしてもらうのが望ましい。家じゅうのスマホを一カ所で充電できれば、だれかが反則をしたとしてもすぐにわかる。子供／ルームメイト／パートナー／親に参加してもらうための策としては、〝スマホ反則貯金箱〟をつくるというのがある。瓶を用意して、違反者が払う罰金額をみんなで決めるのだ。同時に、貯金箱がいっぱいになったときに、その資金で何をするかもいっしょに考えよう。外食へ行くなど、スマホなしでみんなが楽しめることにするのがポイントだ。

・反対する人がいたら、こういったことを伝えよう。スマホの使用時間を減らそうとしていること、それは大切な人との絆《きずな》を大切にしたいからであること——そのなかには、あなたも含まれる、ということ。

・意識的にスマホを見にいこうとしないかぎり、家ではスマホが目に入らないのが理想だ。たとえば、仕事中（または、授業中）を充電時間にあて、家にいるときはバッグのなかや服のポケットにひと晩じゅう入れっぱなしにする。こうしておけば、次に家を出るときまでスマホを目にすることはなくなる。

・スマホが同じ部屋にないと大切な電話を取り逃しそうで心配なら、着信音を鳴らそう（ただし、通知音がオフになっているかを確認すること。ひっきりなしに鳴ると困るので）。これで、そのスマホは基本的に固定電話と同じだ。体に縛りつけておかなくても、家／マンション／部屋のどこにでも置いておける。

では、確認しよう――今夜、あなたのスマホはどこで眠る？

〈自分の部屋からスマホを追い出したい、とここ数年ずっと思っていた。ようやく実現したら、睡眠の質がほんとうによくなった。それに、やりとり（おもにメッセージとメール）の最中だったとしてもどうしたって一度抜けることになるから、つづきの返信がいつくるかとつねに気にしなくてもよくなった。返信は即座でなくてもいいんだ〉――ダスティン

11日目（木）　成功への下準備をする

無意識にスマホに手を伸ばすきっかけを取り除いたところで、次は新たなきっかけづくりに取り組もう。自分でやってみたいと挙げた活動、好きだと自覚していることを、より実践しやすくするための仕掛けだ。つまり、ネガティブなゴール（スマホの使用時間を減らす）から、ポジティブなゴール（意図したとおりに生きる）へとスムーズに切り替えられるよう準備を整えていく。もっと幸せに、もっと健やかに過ごすための習慣をつくっていこう。

たとえば、運転中のメッセージの返信をやめたいのであれば、第一段階は、車中ではスマホを手が届く場所に置かないようにする（きっかけを取り除く）ことだ。次のステップとしては、代わりにおこなうポジティブな行動を事前に考えておこう。車を発進するまえに、好きなラジオ番組に合わせる、用意したポッドキャストのプレイボタンを押す、というように。かつて車中メッセージの常習犯だったある人は、ダッシュボードにこんな付箋《ふせん》を貼りつけていた――〝歌って！〟。

その他にも、こんなアイデアがある。

・毎朝、起きてすぐに瞑想《めいそう》をしようと思っているなら、どれくらいの時間をかけるのかや、瞑想で意識を向ける対象をあらかじめ決めておく。瞑想場所も決め、そこから邪魔になりそうなものをできるだけ取り除き、静かで落ち着ける空間にしよう。

・読書量を増やしたいなら、読みたい本や雑誌を選んでおき、ベッドサイドのテーブルに置くか、バッグや上着のポケットに入れておこう。

・楽器の練習をする時間を増やしたければ、楽器はケースから出して見えるところに置いておこう。

・寝るまえに気持ちをほぐそうと寝室にスマホを持ちこむのをやめたいなら、寝室をスマホがなくてもくつろげる場所にしよう。好きな感触のシーツを買う、心がなごむ絵を飾る、ラベンダーが含まれたものを使うなど。

自分でやりたいと書き出したことを行動にうつしやすくするために、どう環境を変えればいいかを少し考えてみよう。そして、実際に変えてみるのだ。

〈まえの晩のうちに、寝室の椅子に運動用の服をかけておくくらいはできそう。これで、

〈子供たちが家を出たあとにランニング／ウォーキングに行く確率があがるはず〉――クリスティーン

ほんとうの報酬を見つける

そろそろ悪習慣の裏にある自分の報酬について、予想がついてきたころだろうか。報酬とはスマホに手を伸ばすとき、脳が実際に求めているものだ（つながり、新しい情報、気晴らし、退屈さの軽減、逃避、目の前のタスクからの気分転換など）。

それが正しいかどうか確信がもてないなら、実験してみてはどうだろう。自分がスマホを見るのは気晴らしが必要なときだと考えたなら、別のかたちで休憩が取れないかを考えるのだ。たとえば、コーヒーを入れに行く、友人や同僚とおしゃべりする、というように。これでスマホを見たい気持ちがおさまるなら、報酬を突き止めたということ――同時に、それを満足させる代替方法も見つけられたことになる。変化がなければ、別の仮説を試そう。自分の報酬が特定できれば、それを起点に（スマホに飛びつく以外に）

同じような効果が得られる他の方法がないかを考えるのだ。

12日目（金）　アプリブロッカーをダウンロードする

私たちはスマホとの付きあいをイチかゼロかで考えがちだ。アプリがひとつでも使える状態になると、その他の心を惑わせるアプリにも手が伸びてしまうのでは、と心配になる。けれど、そんな心配は無用だ。単にアプリブロッカーをダウンロードすれば解決できることだからだ。アプリブロッカーとは、自分が没頭しがちな特定のサイトやアプリだけを使えないようにするもので、スマホの他の機能は通常どおりに使用できる。

第一の関門は、アプリからの自己防衛にアプリを使う、という矛盾を受け入れる（そして、乗り越える）ことだろう。その次は問題になりそうなサイトやアプリを、特定のカテゴリやテーマごとにつくった〝ブロックリスト〟に登録していく。参考までに伝えると、私のリストは「ニュース類」「仕事に集中」「なんでもありの夜」「週末の朝」だ。

あとは、集中したいとき（もしくは、誘惑を心配することなくスマホを使いたいとき）に、特定のリストを選び、何時間ブロックするかを指定してスタートする（おすすめのアプリブロッカーについては、二四一頁の「参考情報」を参照）。

こうしたアプリのなかには、ブロックする時間帯を予約できるスケジュール機能を備えたものもある――習慣を変える心強い味方だ（就寝まえにSNSをチェックするのをやめたければ、その時間帯にアクセスできないようにスケジュールを設定しておけばいい）。さらに、アプリブロッカーによっては、こんなおまけもある。サイトやアプリのブロックを、複数のデバイスで同時に実行できるのだ。これでスマホでブロックしたサイトを、ズルしてパソコンで確認するなんてこともできなくなる。

仕事や学校の用事でSNSを使う必要がある場合に、アプリブロッカーは特に便利だ。また、厄介なアプリだとわかっているのに、削除できないとき（たとえばウェブ版が存在しないマッチングアプリなど）にも役に立つ。どうしてもそうしたアプリを使わざるをえないときには、一日のうちの一定の時間だけアクセスできるように事前に設定しておこう。

私自身、アプリブロッカーのおかげで、しつこくニュース漁《あさ》りをすることがなくなった。スマホからはウェブにもアプリにもアクセスできないとわかっているので、いまでは見たいという気持ちもあまり起こらなくなった（それでも、以前より事情に疎くなったとは感じていない）。

13日目（土）　境界を定める

デジタルな境界線を引き終えたところで、物理的な境界づくりに移ろう。

1　スマホ禁止ゾーンをつくる

〝スマホ禁止ゾーン〟。その名のとおり、これに指定した場所ではスマホを使わない。以上。これはじつはなかなかすごい作戦だ。というのも、その都度、判断を下す必要がなくなるからだ。また、口論を減らす効果もある。ディナーの席はスマホ禁止だという認識が共有できれば、毎晩言い争いをしなくてもすむ。

では、どこをスマホ禁止ゾーンにするかを考えてみよう。自分用のものだが、可能ならば家族やルームメイトにも付きあってもらおう。夕食の席と寝室から始めるのがおすすめだ。スマホなしの夕食は会話がはずみ、スマホ禁止の寝室ではよく眠れるようになる。

スマホ禁止ゾーンは今晩から有効とし、三〇日プログラムの最終日までつづけてほしい。

〈食卓ではスマホは禁止！　夫にもなんとかして従わせるつもり。私がスマホを見てし

まうのは、先に夫がスマホを見ているのが一因だから〉——エリン

2　スマホに起床時間をつくる

スマホ禁止の範囲を、時間で区切ることもできる——たとえば、午後六時以降はメールをチェックしない、というように。ただし、きょうはちょうど週末にあたるはずなので、朝できることに目を向けよう。こんなやり方はどうだろう。

・明日の朝、スマホを使い始める時間を決める。自分の起床時間より、少なくとも一時間は遅くすること。
・スマホを眠らせているあいだに実行する、リフレッシュできることや楽しいことを決めておく。本を読む、ペットと遊ぶ、おいしい朝食をつくるなど。

スマホの起床時間をつくる方法はふたつある。ひとつは機内モード（または、電源を切る）にして、決めた時刻まで目に入らない場所で充電する。もうひとつは、インストールしたばかりのアプリブロッカーを使って、スマホを起こす時刻まで使えないようにする方

法だ。これは一部の機能は使いたいが、他は避けたいときに便利だ――朝食を食べにいく予定の調整中で、メッセージや電話を待っているとか、散歩に行くのでカメラは使えるようにしておきたい、といった場合だ。

さっそくブロックリストをつくり、問題になりそうなアプリやサイトを登録して、魅力的な名前（〝休日のくつろぎタイム〟など）をつけてスタートしよう。アプリブロッカーにスケジュール機能があれば、自動的にスタートするよう予約しておくこともできる――このすばらしい機能で、週末の朝はかならず自分のものになるだろう。

〈朝イチでスマホを触らなければ、その日はスマホといい関係を保ちやすい〉――ジョーン

14日目（日）ファビングをやめる

ファビングとは、phone（電話）とsnubbing（冷たくあしらう）を組みあわせた造語だ。食事中はテーブルにスマホを置いている？　それがファビングだ。人との会話の最中でもスマホをチェックする？　それもファビング。みんなで集まっているときに、メッセージ

に夢中になることは？　それもやはりファビングだ。こうしたふるまいはいまやすっかりおなじみのものだが、自分がそうしていることに気づいていない人も多い。けれど、じつはみんながやっている。
　ここまでのスマホ断ちの取り組みで、あなたのファビングはすでに減りだしているかもしれない。これからは、それをあなたの標準にしよう。きょうから食事中のテーブルにスマホを置かないようにするのだ（テーブルをスマホ禁止ゾーンにしているなら、あなたは一歩リードしている）。

〈スマホチェックは鼻をほじるようなもの。それ自体が悪いとは言わないけど、人に見せるものではない〉――アレックス

ファビングの判断基準

スマホは会話を減らすのでなく、増やすものでなければならない。

・スマホを取り出してもよいとき　その場の全員がスマホをやりとりに加えることに同意したとき――友人に旅行の写真を見せる場合など。
・スマホを取り出してはいけないとき　自分が参加すべきやりとりから、距離を置くためにスマホを使おうとしているとき――その場の会話への興味を失い、他のだれかにメッセージを送ろうとする場合など。

TSM（他人のスマホ問題）への対処方法

ファビングの対処が厄介なのは、自分のファビングが減るほど他人のそうしたふるまいが目につくようになる点だろう。

友人や同僚、クラスメイトと食事に行ったときは、特に対応がむずかしい。自分のスマホはバッグのなかでも、相手のスマホはおそらくテーブルに出ているからだ。

自宅にゲストを招く場合は、玄関を入ったところにかごを置き、そこにスマホを入れておこうと提案してはどうだろう。最初は変人扱いされるだろうが、終わるころにはゲストのほうでも、この約束ごとを取り入れようと考えだしているかもしれない。

外にいるときなら、自分のスマホはテーブルに出さないようにしたうえで、チェックが必要になった場合には、相手に確認をとるようにするのだ——「いま、この電話に出てもいい？」というように。相手はきっと呼吸をしてもいいか、と断りを入れられたかのように怪訝《けげん》な顔をするだろう。

そこで、ここぞとばかりに意図を説明しよう。ファビングする側にならないようにするためだ、と。これがきっかけになって、きっとおもしろい会話ができるだろう。さらには、その友人が次にスマホを取り出すときに、周囲の目を多少意識することにもつながるかもしれない。

そうした行動をとるのは、最初はわざとらしくて不自然に感じるかもしれない（たしかに慣れるまでは無理やりそうすることになるので、不自然さがあるにちがいない）。けれど、スマホをテーブルに出さないことが一度習慣になれば、そこからは相手に失礼なことはしたくないという本心からの言動になるはずだ。

親しい友人と過ごすときなら、これを内輪の約束ごとにするという手もある。私と友人たちのあいだでは会話中にスマホが必要になると、冗談めかして「スマホ使用のお許しを」「認めよう」と言いあうのがふつうになっている。このちょっとしたやりとりで、全員が同じ認識をもっていることや、ファビングされたと感じる人がいないかを確認しあっているのだ。

〈友達と食事に行ったときにみんながスマホに夢中になっていたら、その様子を写真に撮って〝寂しい〟ってコメントといっしょに送信してみて〉――ネイト

あなたが親、上司、教師の場合

自分のほうが立場が強ければ、人のスマホ問題でも対処が少し楽になる。前述したように夕食の席をスマホ禁止ゾーンに設定するのも、ファビングを減らすひとつのやり方だ。自分がどういう立場かにもよるが、同じように会議や授業の時間をスマホ禁止にしてはどうだろう。

うちの子供たち／部下／生徒に全面禁止は無理だと思うなら、食事や授業、会議の途中でスマホチェックができる一分間の〝テック休憩〟を提案する手もある。これはテクノロジーの心理的影響研究の第一人者、心理学教授ラリー・ローゼンがすすめるテクニックだ。ローゼンは、スマホが注意欠如・多動症（ＡＤＨＤ）や強迫性障害（ＯＣＤ）などの精神

疾患の症状を引き起こす背景について解説した、『毒になるテクノロジー』（児島修訳、東洋経済新報社、二〇一二年）の著者である。

ルール決めでいちばん大切なのは、あなた自身もそれに従うことだ。子供たちには夕食の席でのスマホチェックは禁止だと伝えながら、自分だけおかまいなしに手もとにスマホを置くような、嫌な大人にならないように注意しよう。

自分が子供で、親にファビングされる場合

その場で本人に伝えよう！　スマホ依存に気づかないということにかけては、親の右に出る者はいない。同時に、親というのは自分のふるまいが子供の将来に悪影響を及ぼすかもしれないという事実に、とにかく罪悪感を抱きやすい。

それでも、異議は真正面から伝えよう（「いっしょにいるときに、ファビングするのはやめて」）。あるいは、批判をもっと前面に出した言い方もできるだろう（「いっしょにいるのにスマホばっかり見ていたら、将来私はそれだけの時間をセラピーに使うことになるんだよ、わかってる？」）。

だれかといっしょのときの電話・メッセージへの対処法

はじめの一歩は、応じなくてもいいのでは、と考えることだ（それで起こりうる最悪の事態はなんだろう。私たちはだれもが、みずからの価値をいくらか過大評価している）。人といっしょにいるときに、電話に出るかメッセージでのやりとりに応じると判断したならば、それが自宅であっても、一度その場を離れることを考えよう。そのほうが無作法な印象が減るうえに、その場を離れるのは面倒なことでもあるので、結局は食事中に電話に出たりテーブルの下でメッセージを送ったりするのを控えることにつながる。

緊急の連絡だけ受け取れるようにする方法

テーブルの上にスマホがなければ、緊急の連絡に気づけなくなりそうで心配だろうか。マナーモード／サイレントモードの設定を使えば、連絡先で指定した特定のグループの人たちからは着信を受けられる。

やり方はふたつある。グループをつくって連絡先をそこに振り分けるか、特定の連絡先をお気に入り／よく使う項目に設定するかだ。それから、マナーモード／サイレントモードをオンにし、新たにつくったグループ、またはお気に入りを「緊急時に鳴らす／割りこみ可能」に設定しよう。

それに加えてこのモードについて覚えておくべきは、一定時間内に同じ人物から連続して着信があった場合、モードが無効になる機能がたいていついている点だ。それこそ、なんとしても連絡をつけたい人が取る行動だろう（この機能について事前に伝えておけば、なおのことそうするだろう）。

3週目　脳の力を取りもどす

ひとつの情報に対して集中力を持続させる力——対象が仕事のプロジェクト、宿題、テレビを見る程度の単純作業であっても——は重大な危機にさらされており、その元凶は現代のテクノロジーであると確信している。[79]

——アダム・ガザーリー、ラリー・ローゼン、『注意を奪われた脳——ハイテク世界に囲まれた太古脳（The Distracted Mind: Ancient Brains in a High-Tech World）』

〝目を覚まそう〟の章では、一日に何時間もスマホを使うことで、私たちの集中力や記憶力、創造性やストレスレベル、人生におけるあらゆる経験が悪影響を受けていることを説明してきた。

この章では、そうした悪影響を取り除くための取り組みを進めていく。

今週のエクササイズは、そのほとんどがマインドフルネスを発展させたものだ。マインドフルネスについては、スマホを使用する状況や理由、そのときどきの感情を探るエクササイズで実践済みだ。ここではそれをさらに一歩進め、より正式なマインドフルネスを使った脳のトレーニングや、集中力をあげる方法を試していく。

15日目（月）動きを止める、深呼吸する、いまに意識を向ける

このエクササイズは、ペンシルベニア大学のマインドフルネス・ペン大プログラムの責任者、マイケル・ベイムから学んだものだ。スマホに手を伸ばしかけたら、このエクササイズを使って、いったん立ち止まるように意識しよう。また、なんとなく不安や苛立《いらだ》ちを覚えたときにも、いつもの自分にもどる手段として使える。

〝動きを止める、深呼吸する、いまに意識を向ける〟は、そのままの意味だ。やろうとし

たことをストップし、ゆっくりと深呼吸してから、その瞬間に経験していることの細かな点に意識を向ける。具体的には、身体の感覚を味わう、次々に生じる思考や感情を客観視する、まわりの状況を感じ取るなど、さまざまなやり方がある。

このエクササイズもまた、衝動が行動になるまえに減速帯をつくるのが目的だ。方向転換のチャンスがあれば、自分がほんとうに進みたい道を選びなおすことができる。反射的にスマホを取る癖を直すのにこのエクササイズを使うなら、あわせて四日目に登場したW《ダブ》WW《ダブダブ》（何（WHAT）のためか、なぜ（WHY）いまなのか、他に何（WHAT）ができるか）をひと通り自問自答するのがおすすめだ（詳細は一三一〜一三二頁を参照）。

きょうは〝動きを止める、深呼吸する、いまに意識を向ける〟を、少なくとも一セットやろう——では、一回目をいますぐどうぞ。

〈身体がこわばっている、特に胸のあたり。深呼吸するのも、こういう時間をもてたこともよかった〉——エミリー

〈蘭のつぼみのひとつが花を咲かせてる。いま、はじめて気がついた〉——ダラ

16日目（火）　ぼーっとする練習をする

きょう練習することは単純だけどむずかしい――ぼーっとするのだ。これは退屈であることと同じだとよく勘違いされる。たしかに、同じ精神状態をあらわすことも多い。けれど、〝退屈〟には閉塞感《へいそく》が漂うが、〝ぼーっとする〟にはのんびりとした印象がないだろうか。ペマ・チュードゥンの著書『すべてがうまくいかないとき　チベット密教からのアドバイス』〔ハーディング祥子訳、めるくまーる、二〇〇四年〕には、こんな文章がある。「おしゃべりや自分を装うこと、考えることにずっと興じているとすれば――ただのいっときも途切れることがなければ――心を休められる時間はありません。これから先の人生も、つねに走りつづけることになります(80)」

頭を空っぽにすることはまた、脳にゆとりをもたらしてくれる。この余白こそ、創造性や新たなひらめきを得るうえで不可欠なものだ。それでは、あえて頭を空っぽにする時間をとってみよう。

自分の日常のなかで、スマホで時間をつぶしがちな隙間時間（一〇秒から一〇分くらい）を探そう。エレベーターのなか、信号待ちのとき、タクシーに乗っているとき、トイレの時間、ランチタイムなどだ。

次に、そのなかから二、三の状況——できれば、きょうこのあとに身を置くことになるもの——を選び、実際にぼんやりしてみよう。明日はさらに機会を増やし同じように実践しよう。きょうからプログラムの最終日まで、この短時間のぼんやりする練習を日課にできるか試してほしい。

頭を空っぽにするやり方はいろいろだ。天井をじっと見つめる。周囲の人を眺める。食事をよく味わう。窓から空を見あげる。気晴らしにデバイスに手を伸ばさないかぎり、じつは何をするのでもいい。

おそらく最初は、身体も気持ちも落ち着かない気がするだろう。いつもはあいている扉が閉まっているせいで、脳が動揺して扉をどんどん叩《たた》いているような感じだ。けれど、数分、いや、ほんの数秒で、脳はくたびれてくる。扉を叩くのをやめ、自分がいる状況に意識を向け始める。その結果、どうなるか。あなたの脳は、これも案外いいと思うかもしれない。

〈帰りの地下鉄でスマホに手が出るのは、単に時間をつぶしたいからだと気づいた。最寄り駅まで九駅もあってじれったくなるせいだ。そこで、スマホをバッグに入れたまま、何もせずにじっとすわっているようにした。これがほんとうに気分転換になるし、一日の終わりに気持ちをほぐすのに役立っている。会社でスマホ／メールを見て、地下鉄でもスマホでメールをチェックしていると、家に着いてもまだ仕事がつづいてるような気分がしていたけど、それがなくなった〉——ジェニーン

17日目（水）　集中力を鍛える

ぼんやりする練習が始まったので、次は集中力を鍛えなおし、邪魔なものを無視する力を目覚めさせよう。どんなスキルでも同じだが、練習するほどうまくなる。

きょうは、日常のなかで気軽に実践できるトレーニング方法をいくつか試していこう。ひとつには一日のうちの一定時間（仕事や授業の合間の移動時間など）を使って、何かに一心に集中するのだ。仕事のプロジェクトや私生活の問題について考えるのでもいいし、二桁《けた》の暗算（やってみるまで侮るべからず）といった頭の体操に取り組むのでもいい。要するに、集中力を高めるために、実際に〝集中する〟のだ。

他にもいろいろなやり方がある。〝音楽を浴びる〟のもそうだ。楽な姿勢で目を閉じ、好きな音楽をできるだけ意識を集中して聴く。楽器の音色のひとつひとつを聞き分けるつ

もりで耳を澄ますといい。他にも日記を書く、ヨガ教室に行く、友人や家族、お世話になった人へ手書きの手紙を送るなどのやり方がある。

もしくは、もっと直球の練習方法はどうだろう。読書だ。それもスマホを置いて、紙の本を読むのだ。本に没頭することはリラックス効果が高く、気分をリフレッシュさせてくれる。そのうえ、集中力も鍛え、独創的で深い思考も促してくれる。まさに脳のトレーニングにうってつけだ。

というのも、文字の羅列から文意をつかむためには、文字に集中すると同時に、それ以外のものを頭から締め出す必要があるからだ。日常的に読書をすると、脳内の思考をつかさどる領域や視覚情報を処理する領域、また記憶を担う部位までもが少しずつ物理的な変化を起こす(81)。

つまり、読書習慣は情報を処理する力を向上させるだけではない。文字どおり思考がたどる道筋、〝考え方〟を変えてしまうのだ。読書によって神経回路が組みなおされると、その再編された回路によって創造性や問題解決力、洞察力が発揮しやすくなる。集中を維持する力も向上する。なにせ文字の発達こそが文化の発展に不可欠なステップだった、と多くの研究者が指摘しているくらいだ。

メアリアン・ウルフによる文字を読むことを題材とした興味深い著書『プルーストとイカ――読書は脳をどのように変えるのか？』〔小松淳子訳、インターシフト、二〇〇八年〕によれば、「文字を読むためにみずからを再編することを学習した脳には、新たな思考が生まれやすくなっていた[82]」という。

プログラムの最終日まで、こうした集中力を鍛える練習を、少なくともひとつは日課にしよう――では、きょうのぶんはいますぐやってしまおう。

〈店が開くのを待つあいだ、車にすわってNPRのラジオニュースを――しっかり注意を向けて――聴きました。いい気分でした。じつを言えば、ただ座ってニュースに耳を傾けていただけなのに、申し分のない時間に感じられました〉――ジェニー

ひとつの行動にすべてが表れる

私のお気に入りの特訓メニューのひとつは、一度につきひとつのことに集中するとい

うものだ。家事（洗濯物をたたむ、玉ねぎのみじん切りなど）のなかからひとつの作業を選び、そこに全神経を集中する。こうしたちょっとした作業への姿勢を変えるだけで、日常の他の面での姿勢も変わっていく。その効果の大きさにきっと驚くだろう。世のなかには、〝ひとつの行動にすべてが表れる〟という格言があるくらいだ。次に歯を磨くときに、このことを思い出してほしい。

18日目（木）　瞑想する

これまで見てきたように、集中とは単に注意の対象を選ぶことだけを意味するのではない。その他のすべてを意識の外に追いやることでもある。そして、この後者こそがなかなかの難題なのだ。脳はもともと散漫になりやすいのだから、なおさらだ。

脳神経学者のアダム・ガザーリーの表現を借りれば、「無視することは能動的なプロセス」だ[(83)]。それに必要なのは、前頭前野がトップダウン型の注意制御をおこない、脳の特定の領域の活動を抑制すること。

これにより、注意の対象が意識のなかで浮かびあがる。余計なものを無視するのがうまくなれば、それだけ集中力があがる。また、この無視する力が、作業記憶や長期記憶にもよい影響を及ぼすことがわかっている(84)。

きょうは集中力を鍛える正攻法のトレーニングとして、マインドフルネス瞑想をやってみよう。これは仏教の瞑想法から宗教色を取り除いたもので(85)、不安レベルの低下や認知制御力の強化、フローに入りやすくなる効果が確認されている。

マインドフルネス瞑想では、そのときに感じていることのなかから注意を向ける対象を選ぶ――たとえば、呼吸、聞こえてくる音、身体の感覚、浮かんでは消える思考の流れでもいい。ひとつのことに対し、一定時間ひたすら注意を向けつづける。その間は自分へのジャッジも、何かを変えようとすることも必要ない。

マサチューセッツ大学医学大学院のマインドフルネスセンター創設所長、ジョン・カバットジン教授は、それを〝何もしていない状態〟と呼ぶ。簡単そうだと思ったなら、伝えておく。とんでもない。スマホで集中力が低下していない人でも、雑念に邪魔をされ、思うように集中できないと感じるはずだ。それがいたって正常な反応であり、私たちの脳はそういうふうにできている。私の瞑想の師匠のひとりは、「心があるからうつろう」が口癖になっているくらいだ。

ポイントはたとえ心がうつろいだしたとしても、それに抗《あらが》わないこと。注意が切れ始めたと気づいたら、自分を責めずに、注意をそっと対象にもどそう。瞑想中はそれを何度も繰り返す――どれくらい早く気づくかにもよるが、数秒ごとにそうすることになる、と言ってもいいだろう。それでまったく問題ない。雑念が湧いてきたと気づくこと自体が、正しく瞑想ができている証拠だ。

近ごろスマホの使用量が多かったなら、こういった種類のエクササイズは特にむずかしいと感じるかもしれない。けれど、むずかしさはこの瞑想があなたにとって大きな意味をもつことのあらわれだ――練習すればするほど、きっと効果を感じられるだろう。

きょうはマインドフルネス瞑想を、短時間バージョンでやってみよう。やり方はふたつ。ひとつはスマホを使い、もうひとつはスマホを使わない方法だ。

スマホを使いたくない場合はタイマーをセットしよう。これから五分間、目を閉じて、意識を呼吸にだけ集中させる。雑念が浮かんできたら（まず間違いなく浮かんでくる）、注意をそっと呼吸にもどし、それを何度も何度も繰り返す（祈りを唱えたり、数珠《じゅず》を用いたりしながら瞑想することも可能だ。数珠を使うなら、珠《たま》ひとつを手繰るごとに深呼吸を二、三回しよう）。

もうひとつのやり方は、瞑想を――なんと！――スマホでインターネットの音声ガイドを聞きながらおこなう方法だ。たしかに、なんとも皮肉な状況だというのは認めよう。けれど前述のアプリブロッカーのときと同様、これもスマホがとんでもなく役に立つ状況のひとつなのだ。インターネットには瞑想ガイドや瞑想用アプリがたくさんあり、無料のものも多い（詳細は二四二～二四三頁の「参考情報」を参照）。

瞑想中やその前後にスマホスパイラルに呑《の》みこまれないか心配なら、瞑想用のアプリ以外は使えないようにアプリブロッカーを設定しておこう。瞑想アプリをきれいに整理されたホーム画面の目立つ位置に置けば、誘惑に引っかかる可能性を減らせるうえに、この新しい習慣をつづけやすくなるだろう。

どちらかを選んで、五分から一〇分の瞑想を試してみよう。自分にあうと感じたら、短時間の瞑想を日課にできないか試してほしい。プログラムの最終日まで、あと二週間。そこまでつづけてみよう。

〈瞑想を毎日するようになったら、集中できる時間がゆっくりと、だけど着実に長くなってきたのでびっくりしている。なんとなく物足りない感じや、やり残しがある感じ

も減ってきた〉――ヴァネッサ

19日目（金）　スマホ断ち体験に向けて準備する

ここでいいお知らせだ。古い習慣から抜け出すステージはこれでもう終わり。ただし、最後の段階（関係を再構築するステップ）に入るまえに、ひとつやっておかなければならないことがある。二四時間のスマホ断ちだ。カレンダーにはすでに予定として書きこまれているはずなので、あとは決めたとおりに実行するだけだ。

きょうは、そのための準備にあてよう。体験期間をできるだけスムーズに進め、かつ効果を高めるために、やっておくべきことを紹介していく。

何を〝断つ〟かを明確にする

これまではスマホを断つことに特化して語ってきたが、この体験期間中は、インターネットが使えるすべてのスクリーン付きデバイスを断つことを強くおすすめする。つまり、タブレット、スマートウォッチ、ノートパソコンやデスクトップコンピューターといったものだ。声で操作するアレクサのような機器の判断はお任せする。私自身はテレビや映画も含め、すべてのスクリーンを避けるほうがいいと考えている。実験としては差異が大きいほどいいからだ。

みんなに予定を伝える

両親や友人、ルームメイトや上司など、この二四時間に連絡がくる可能性のある人に対して、体験期間のことをあらかじめ伝えておこう（これは心の準備になるだけでなく、人に伝えたからにはやらざるをえなくなるという効果もある！）

仲間をつくる

この二四時間については、家のなかの全員がスクリーン断ちをするのが理想だ。友人といっしょに実践するのも楽しいだろう。

予定を立てる

いつもはスマホを見ている時間に、代わりに何ができるか（だれといっしょに楽しむか）を考えて予定を入れよう（六日目の質問に対する答えを参考にしよう。一四〇頁を参照）。

地図を印刷する

知らない場所に行くなら、事前に地図を印刷しておくか行き方をメモしておこう（つまり、この二四時間はスマホのナビなしで移動しなければならない）。ただし、覚えておいてほしい――道はいつでも人に尋ねられる。

メモ帳、紙、ノートを用意する

それを使って、この期間中にスマホでやりたくなったこと、調べたくなったことを、〝あとでスマホ〟リストとして残しておこう（スマホを再起動するころには、どうでもよくなっている可能性が高い）。

留守番電話をセットする

必要に応じて、留守番電話の応答メッセージに、体験期間についての説明を加えておこう。

連絡先を書き出しておく

固定電話があるなら、電話をかけたくなりそうな人の電話番号を書き出しておこう。固定電話の使用については制限はない――リアルな人間同士のコミュニケーションと同等のものだからだ。

転送サービスを使う

固定電話といえば、スマホ宛ての着信は固定電話に転送できる。やり方は電話会社によって異なるため、事前にインターネットで調べておこう（固定電話について――それと、固定電話がない場合の対応については、二二一頁を参照）。

自動応答をセットする

メールの返信ができないのがストレスになりそうなら、自動応答（よく〝休暇のお知らせメール〟と呼ばれるもの）をオンにして、この予定について説明しておこう。

メッセージの自動応答をセットする

メッセージも心配なら、こちらも自動応答機能を利用しよう（二四四〜二四五頁の「参考情報」を参照）。指定した期間にだれかがメッセージを送ってくると、あなたがしばらくチェックできないことを自動で伝えてくれる（また、必要に応じて、他の連絡手段について知らせることもできる）。メッセージの自動応答機能には、私も少し思い入れがある。おかげでデジタルデトックスがずいぶんやりやすくなったからだ。それに、使うたびに複数の友人から設定方法を尋ねるメッセージが届くせいでもある。

20日〜21日目（土〜日）　スマホ断ち体験

二四時間のスマホ断ちは、この週末のどこでおこなってもいい。まずはすべての準備が整っているかを確認しておこう。そして、決めておいた日時になったら、スマホの（そして、距離を置くと決めた他のデバイスの）電源を落とし、目につかないところに片づけてしまおう。機内モードにするのではない。電源をオフにするのだ。

スタートをしっかりと意識するために、ちょっとした決めごとをつくるのはどうだろう。わが家では金曜の夜の夕食どきからスマホ断ちを始めることが多い。席についたらみんなでキャンドルを灯《とも》し、手を取りあって深呼吸を三度する。それから夕食を始めるのがお決まりだ。これで心のモードが変わり、週末に向けていい流れができる。

想定されること

心配していたほど大変でなかった、と思う人もいるだろう。一方で、居心地の悪さや辛《つら》さに驚く人もいるかもしれない。スマホにはさまざまな実用的な用途があるが、自分の感情から逃避させてくれるという効果もあるからだ。

苛立ちや焦燥感、根源的な不安に襲われたとしても驚くことはない。それがデトックスだ。そういう状況では、その不快感に寄り添うというのも一種の対処法だ——簡単なことではないからこそ、すばらしい訓練になる。あるいは、新たにできた時間を使って、あらかじめ書き出しておいた好きな活動に打ちこむのもいいだろう（ちなみに、私は自分の好きなことがなかなか思い出せない／浮かばなくて驚いたのだが、他の体験者の多くも同じだと知ってほっとした）。

ただし、ひとつ注意がある。やりたかったことに挑戦してみたものの、なかなか熱中できないと感じる人もいるかもしれない——それが、たとえ雑誌の記事を読むというような簡単なことであっても。その場合は、それを前述の注意力を鍛える練習だと考えて取り組むのがおすすめだ。

〈すごく大変そうだと思ったけど、どうせ週末はソファにすわっているだけだし、やってみようと自分に言い聞かせた。スマホの電源を消したら、あとは順調に進んだ〉――デビー

緊急時の対処法

緊急事態が発生したら、ためらわずにスマホを使おう！　自分の血だまりで倒れたまま、すぐ近くの充電場所にスマホがあるのに、のろしで救急車を呼ぼうとしないこと。ついでにもうひとつ。スマホを置いて出かけるのが心配でも、万が一のときには、これだけを思い出して――自分以外のみんなは、スマホを持っている。

スマホがないときにやること

お試し期間のあいだ、新しくできた自由な時間（それもたくさんある）を使って、やりたいことをなんでもやってみよう。こんなことがおすすめだ。

●幸運な偶然《セレンディピティ》が起きる余地をつくる

ポケットのなかにインターネットがあれば、幸運な偶然《セレンディピティ》が起きる隙はなくなる。あるのは正しい答えだけ――それも複数のレビューサイトで、たくさんの口コミを多角的に分析して得られる答えだ。そうした口コミを書いたのが、自分となんの共通点も接点もない人たちであることは、大した問題ではない。インターネットに載っていたというだけで、口コミは身近な人たちの意見よりも重みをもつのだ。

心理学者のバリー・シュワルツは著書『新装版　なぜ選ぶたびに後悔するのか　オプションョン過剰時代の賢い選択術』（瑞穂のりこ訳、武田ランダムハウスジャパン、二〇一二年）で、このような探求の姿勢を〝最大化〟と表現した。(86) ひどく疲れるうえに、偶然出会った物ごとから得られる、あのすばらしい発見の感動も奪い去ってしまうものだ（私が賢明な人間だと誤解されるといけないので白状しておく。夫と私はほうきからゴミ袋に至るまで、何を選ぶにも〝最大化〟するタイプだった）。

このスマホ断ち体験中は、自分の人生にふたたびセレンディピティを起こす絶好の機会だ。あまりなじみのない道を散歩する。気になっていた店を試す。地元紙のイベント欄を見て、行ったことのないものに参加する。どう行動したとしても、きっとスマホを見つめているよりもずっと忘れがたい経験になるはずだ。

〈午後、よく知らない街を三時間ほど歩いてまわった。時間を最大限有効に使う方法をあれこれ考えるのはやめて、ただただ歩いた。焦燥感がなくなり、安らかな気持ちになった。すごくすてきな時間を過ごせた〉――ローレン

●つかの間の関係をもつ

いいえ、これは浮気をすすめているのではない。〝つかの間の関係〟とは、たいてい初対面の人とのあいだで交わされる、心と心が触れあうようなちょっとした交流のことだ。ウェイターとの楽しい掛けあい、スポーツバーでともにあげる歓声、飛行機でたまたま隣あった人と交わす妙に踏みこんだおしゃべり、といったものだ。

こうした交流に深い意味があるとは思えないだろうが、じつは私たちが社会と〝つながり〟を感じられるかは、こうした経験が意外なほど大きくかかわっている。[87] けれど、周囲の人に目をやるよりスマホを覗《のぞ》きこむ時間が長くなったことで、こうした交流の機会はどんどん失われている。

そこで、この体験期間中は、少なくとも一度はこうした会話をもつようにしよう。そのとき、自分がどんな気分になるかも要チェックだ。

●実際に人に会って何か楽しいことをする

これは、タイトルだけでわかってもらえると期待したい。

〈スマホやSNSで人々のあいだの絆《きずな》が深まった、とみんな言うけれど、スマホを見ているときはまわりにだれもいない〉——ダニエル

4週目とそれ以降　新しい付きあい方をつくる

世間の常識に従って生きるのはたやすい。自分の考えに従って孤独に生きることもたやすい。一方で真に偉大な人間は群衆のただなかにあっても、かぎりない心地よさを感じつつ自立的な孤独を保つことができる(88)

——ラルフ・ウォルドー・エマソン、『自己信頼』〔伊東奈美子訳、海と月社、二〇〇九年〕

おめでとう！　スマホ断ちのいちばん大変な段階は、もう乗り越えたも同然だ。そろそろ自分が目指すスマホの使い方や、ほんとうは何に注意を向けたいかがわかってきただろう。今週のゴールは、あなたが自覚しはじめたことを確固たるものにしていくこと。うまくいけば、スマホ断ち《ブレイクアップ》として始めたこの取り組みを、飛躍《ブレイクスルー》につなげられるはずだ。

22日目（月）　体験を振り返る

スマホとの新たな関係を築く第一歩は、二四時間のスマホ断ち体験を振り返り、そこから学びを得ることだ。

まずは〝観察、思考、感情、追求〟と呼ばれる、一連の質問に自分の言葉で自由に答えよう。質問をヒントにして思いついたことを書いていってもいいし、いっしょにこの期間を乗り切った仲間がいるなら、これを題材に会話をするのでもいい。

・この二四時間の自分自身やその挙動、その間に感じたことで、何か気づきはあっただろうか？（観察の質問）

〈いつもより人とよくコミュニケーションを取った。頼りのスマホがないので周囲に目を向けていたら、いつの間にか会話になっていた。ひと息入れたくてベンチに腰をおろしたときは、スマホに手を伸ばす代わりに瞑想《めいそう》を数分間やった。この二四時間は地に足がついたような、安定した感じがあった〉——ベン

・そうした気づきについて自分ではどう思うか？　この体験を振り返ったときに、どんなことが頭に浮かんだだろう（思考の質問）。

〈体験に没頭することから、自分は逃げていたと思わざるをえない〉――クリスタル

・この体験をやり終えたいま、スマホそのものやスマホとの付きあい方について、どんなふうに感じているだろう？（感情の質問）

〈スマホから離れていた時間があるからこそ、一日のなかにスマホがなくてもいい時間があると実感した〉――ケイティ

〈まえよりずっとスマホがあってよかったと思う。スマホを使うときは、以前より目的を意識しているか、思いっきり楽しもうと思っているから〉――ベス

・この体験を終えて、スマホとの付きあい方に対する観察眼が鋭くなっているはずだ。いま気になっているのは、どんなことだろう。どんな疑問が出てきた？　もっとよく知りたいこと、調べてみたいこと、試してみたいことはなんだろう（追求の質問）。

〈昔の携帯電話にもどしたらどうなるか気になっている。引き出しには、以前使ってい

た古い携帯電話がずらりと並んでいる。SIMカードを差しこんで、昔のおなじみさんに一週間の復活のチャンスをあげてもいいかも〉──サンディ

〝観察、思考、感情、追求〟の質問に答え終わったら、次はこんな点についても考えてみよう。

・いちばん大変だったのはどんなこと？

〈スマホを切ってほんの数時間しか経っていないときに、孤独感でふさぎこみそうになった。その日はずっと友人といっしょだったけど、自分以外の全員がスマホにずっとかかりきりで、あれはつらかった〉──ダニエル

・いちばん嬉《うれ》しかったのはどんなこと？

〈嬉しかったのは、自分が完全な依存症ではないとわかったこと。パートナーが旅行に

行ったときなんかに、〝私ってまだひとりでなんでもできるじゃない。ふだんはパートナーが担当している家事だってやり方はわかるし、ひとりでもちゃんと楽しめる〟と気づくのと同じ。本来の自分と再会したみたいに感じたし、そういう自分がまだいるんだとわかってほっとした〉――ヴァネッサ

・意外だったのはどんなこと？

〈SNSにもどったとき（残念だけど、すごく楽しみにしてた）、興味を引かれるものがほぼなかったこと。見逃したものはなかったみたい〉――シボーン

・この体験から学んだことで、プログラムが終わったあとも活《い》かそうと思うのはどんなこと？

〈スマホはなるべく〝本来の位置〟にもどさなきゃいけない〉――ジェシカ

ことだ。

23日目（火）　断《スマ》スマ《ファス》ホする

ときどき断《ファ》食《スティング》するのが身体にいいように、短期間のスマホ断ちを定期的におこなうこと（私は断《スマ》スマ《ファス》ホと呼んでいる）は、私たちのメンタルや知性を健やかに保つうえで大切なことだ。

すでによくご存じのように、スマホに振りまわされつづけると脳が消耗する。その力を復活させ、ふたたび活性化するためにも、スマホから離れる時間を定期的にもつ必要がある。また、他の依存性がある行為と同じで、たまには距離を取り、自分から離れられることをたしかめるのも重要だ。

断スマホのやり方はたくさんある――しかも、かならずしも二四時間でなくていい。金曜の就寝時にスマホの電源を切り、土曜のスマホの起床時間を自分よりも数時間遅らせるというのを、習慣にするだけでもいいだろう――そして、スマホのない朝は心が満たされることに使おう。ハイキングのようなスマホなしでできるアクティビティを、毎週末に予定するのもいい。ＳＮＳから強制的に休みを取るために、だれか（たとえばパートナーや子供）に一時的にパスワードを変更してもらうという手もある。

どういう方法で断スマホをおこなうにせよ、目的が自分いじめでないことは肝に銘じておこう。これは気分をよくするために実行するものだ。つまり、こんなふうに問いかけてはいけない――「断スマホをいつやるべきか？」。代わりに、こう尋ねよう。「スマホからひと休みするなら、いつにしたい？」

それをふまえ、三〇分から一時間くらいでいいので、きょうこれからスマホを置いて出かけるか電源を落とす時間をとろう。スマホから離れるのが、ちょうどいいと感じられる時間を探すのだ。犬の散歩のときや昼休憩、外食に行くときはどうだろう。こういう短期間の断スマホを、きょうからプログラムの最終日までつづけよう。毎日欠かさず実践すれば、スマホに引き寄せられることが減っていくはずだ。

〈妻と夕食に行くときに、スマホを置いていった。すばらしい時間になった。それからは散歩やちょっと家を出るときには、スマホを持たないようにしている。妻も同じようにしてるので夫婦の絆《きずな》が深まった〉――クリスタル

24日目（水）　誘惑に対処する

スマホとの関係を変えるうえで特に厄介なのは、脳が発する誘惑にノーと言いつづけな

ければならない点だ。こんなふうに。

「ああ、おはよう。いま目覚めたんだね。寝てるあいだにメッセージが来ていないか、スマホを確認しない?」

「いまから瞑想をするんだね。その前にちらっとSNSを見てみようよ」

「このデートはつまらないね。お手洗いへ行くと伝えて抜け出して、トイレでだれかにメッセージを送らない?」

これまでのエクササイズを通し、スマホの誘惑に反射的に従わずに対処する方法や、時間と注意をどう使いたいのかを事前に決断する練習をつづけてきた。すでに試したことと同様に、このエクササイズ(もうおわかりだろうが、ネタ元はマインドフルネス)も、今後の人生で大いに役立つものだ。

きょうは、マインドフルネスの対象をさらに発展させる。最初のステップは、脳が発する何かしらの誘惑を感じ取ることだ。スマホ関連でも、無関係のものでもいい。それから、それにどう対処したいのかを意識的に選択しよう。

たとえば、車が急に割りこんできたとする。そこで、とっさに指の動きや暴言で自己表現するのはやめておこう。代わりに、まずはひと呼吸おく。動きを止め、深呼吸し、その瞬間にだけ意識を向ける。脳が自分に何をさせたがっているかを感じ取り、他に選択肢がないかを考える。それから、自分がほんとうに取りたい行動を選択しよう。

〈スマホを手に取ろうとしたら、動きを止めて自分にこう尋ねる。いまスマホを手に取ったのはなぜ？　答えはたいてい〝癖〟になっているから。それと、何かで気をまぎらせたくなったから。それでもうチェックはせずにスマホを置く。自分が誇らしくなる〉――ベス

25日目（木）　デジタルライフの他の部分を片づける

きょうはデジタルライフの他の部分の整理も進めていこう。すでにメッセージアプリ、マッチングアプリにゲーム、アプリブロッカーやパスワード管理について触れてきた。これから取り組むのは……

メール

大量のメールを受信するが、その大半はたいして重要でないものだ。

1　メルマガの登録を解除しよう！　来週に向けて、いまのうちに不要なメールマガジンの登録を解除するのだ。そんなのは無理だと思うなら、〝不要なメルマガ〟〝一括で登録解除〟といったキーワードでインターネット検索をしよう。あとはそれをインストールするだけだ。〔訳者注：一括解除が可能なアプリは、現時点では英語版のみ〕

2　受信ボックスのくびきから自分を解放しよう。　これまでの自分の流儀がどうであれ、受信ボックスのメールは、即座にすべて返信しなければならないわけではない。すべてに目を通す必要すらない。自分にそう教えこむ方法はいくつかある。

ひとつには、アプリブロッカーを使って、一日の決まった時間しか受信ボックスにアクセスできないようにすることだ。あるいは、メールチェックに使うブラウザ（Ｇｍａｉｌを見るのに使うクロームなど）に拡張機能をインストールし、アクセスする頻度を制限するというやり方もある。私自身もこういった拡張機能をずっと使っている。おかげでこの本の執筆に集中することができた。まさに状況を変えてくれた救世主だ。

3　フォルダを活用して心にゆとりをつくろう。　〝要返信〟というフォルダをつくり、ほんとうに返信が必要なメールをそこに振り分けるのだ。重要度ごとにフォルダを分けることもできる。メールを見にいくたびに、受信ボックスを目にしてうんざりすることはなくなるだろう。

4　購買用のメールアカウントをつくろう。　つまり、新しいメールアドレスをつくって、オンラインで何かを購入するときはそのアドレスを使うようにするのだ。これでメインのアドレスに邪魔なスパムメールを寄せつけずに、セール情報も入手できる。

5　ぜったい見逃せないメールの送信者は、ＶＩＰとしてグループ分けしておこう（詳細は一五二頁を参照）。それ以外の人は無視する。冗談……でもない。

6　休暇明けの怖いメールに対策しておこう。もどってきたら山積みという状況を避けるため、「自分の名前_important（重要）」のようなメールアドレスを作成しよう。次にメインのメールで自動応答を設定し、休暇を取ること、その間はメールチェックをおこなわず、メール内容の確認もできないことを知らせるのだ。さらに、緊急時の連絡先として担当者の情報を記載したうえで、もどってすぐにどうしても連絡が必要であれば、前述の〝重要〟アドレス宛てにメールを送ってもらえれば、もどり次第連絡すると伝えよう。けれど、この最後の手段に訴える人の少なさには、きっと驚くだろう（これはドイツの企業、旧ダイムラー社の手法がもとになっている。ダイムラーでは休暇中の社員が受信したメールは、すべて自動で消去され、送信者には緊急時の連絡先が送られるようになっていた）。

SNS

いまのスマホにはSNSアプリが入っていないのが理想だ。しかしそれはともかく、SNSのアカウントについても整理していこう。もう興味がない人や、嫌な気分になる投稿が多い人のフォローははずしてしまおう。自分との関係性（友人、家族、同僚、知りあいなど）で、つながっている人をリスト化しておけば、休暇中の写真をシェアするようなときに、公開先として指定しやすくなるだろう。

SNSを仕事で使っているならば、仕事用のアカウントを別にしてはどうだろう。その際は、新しいプロフィールのどこかに、チェックする頻度を明示しておくといい。まだアカウントの設定画面を奥までじっくり見たことがないなら、この機会に確認するのもおすすめだ。思いもよらない設定がいろいろとあることに気づけるだろう。

運転中

スマホのドライブモード（運転モード）を活用しよう。スマホによっては一定のスピードになると自動的に起動し、スマホの機能を制限してくれる（インターネットで〝ドライブモード〟とスマホのブランド名／機種などを入れて検索してみよう）。

ログイン連携

近ごろはたくさんのウェブサイトが、ＳＮＳのアカウントでログインするという選択肢を用意している（フェイスブックのアカウントでスポティファイにログインする、というように）。これは選ばないように！　すでに連携したアカウントがあるなら分けておこう（新たに別のアカウントをつくり、データを移す）。

〈こういうのはやらなきゃいけないと思いつつ、結局、手をつけないたぐいのことだ。やっとのことですませたら、すごく大きなストレスになっていたこと、これのせいでどれだけ無力感を感じさせられていたかがわかって、びっくりしている〉——エドウィン

26日目（金）　スマホチェックを思いとどまる

スマホを見ようとしたときに、自分にブレーキをかける最強の方法をお伝えしよう。スマホで何か（メール、ＳＮＳ、メッセージ、ニュースなど）が見たくてうずうずし始めたら、

自分に次のような簡単な問いを投げかけるのだ。スマホチェックで起こりうる最高のことは何？　来ていたら嬉しい最高のメール、最高のニュースはどんなもの？　最高の通知はなんだろう？　それによって味わえる最高の感情はどんなもの？

それから、こう問いかける。そういったことが実際に起きる可能性はどれくらいあるか。ネタバレ注意——その可能性は低い。それも、かなり低い。賭《か》けてもいいが、あなたがいますぐスマホに手を伸ばしたとしても、理想の仕事にスカウトする連絡は届いていない。最高の気分になるニュースも、魅力的なだれかからの急なディナーのお誘いもない。

それよりずっと可能性が高いのは、心を乱すもの、気持ちを重くする何かを目にすることだ。最高のシナリオが実現する確率は低そうだと自覚できれば、スマホチェックを思いとどまるのはずっと簡単になる。

〈気分をあげたくてスマホを手に取ったときほど、嫌な気分になる〉——デイヴィッド

他人のスマホチェックで自分を戒める

自分のスマホ習慣への意識が高まると、周囲の人たちがしょっちゅうスマホを覗《のぞ》きこんでいるのが目につくものだ。往来の激しい交差点をスマホを見つめたまま渡る人たち。家族での外食中に、それぞれのデバイスを凝視しつつ黙々と料理を口に運ぶ一家。地下鉄の車内は、見なれた青白い光に照らしだされた顔がずらりと並んでいる。
いま自分が習慣化しようとしていることをひとつ選び、他人のスマホチェックをスタートの合図にできないか試してみよう。

〈エレベーターでスマホを見ている人がいたら、以前はすぐに自分もチェックしていたはずだ。でもいまは、隣でだれかがポケットに手を入れるのを見たら、それを合図に深呼吸して自問する。いまこの瞬間、注意を向けたいのは何だろうって。当然のことだけど、答えはたいていスマホじゃない〉――ピーター

27日目（土）　デジタル休暇に取り組む

最初は二四時間のスマホ断ちの心配ばかりしていた人たちが、試してみたらあまりに有意義で、定期的に実行しようという結論に至ることは多い。その場合、毎週末でなくてもだいじょうぶだ。たとえ月に一度でも、スマホの反射的な使用に対する予防効果はある。また、すべてのデバイスを断つ必要もない。完全に電源を切らなくてもいい。他のエクササイズと同様に、自分にあったやり方に調整していくことが大切だ。

やってみようと思った人は、この週末を使ってほしい（気乗りがしないようなら、今週末はいま取り組んでいる習慣を定着させるために使おう）。ここではデジタル休暇を取りやすくするヒントを紹介する。

スマホを機能で分ける

スマホが飛び抜けて便利なのは、一台でさまざまな役割を果たせるからだ。ところが、これはきわめて厄介な点でもある。寝るまえにポッドキャストを聴こうとスマホを手にしたのに、結局はニュースを一時間読みふけって終わった、という事態が起きる。

対抗手段はデバイスを分けることだ。目覚まし時計はすでにスマホと別になっているはずなので、あとは自分のふだんの使い方にあわせて、電子書籍リーダーや音楽プレイヤー、デジカメも分けてはどうだろう。そして、それとは別に……

〝家用スマホ〟をつくる

新しいスマホに機種変更するとき、古いものを捨てたり、リサイクルに出したりする代わりに、手もとに残しておいてツール系アプリだけが使える〝家用スマホ〟にしてはどうだろう。カメラや音楽プレイヤー、時計や計算機といったアプリと、エアコンの温度調節やホームセキュリティのアプリなど、純粋にツールとして使えるアプリだけを残し、あとはすべて（インターネットブラウザも！）削除してしまうのだ。これでそのスマホは誘惑の元凶から、単なるリモコンに早変わりだ。家でＷｉ‐Ｆｉが使えれば、新たに電話会社と契約する必要もない。

古いスマホがもう残っていない？　それならオークションサイトで中古品を買うこともできる。インターネット接続が可能なｉＰｏｄでも、同じような使い方ができるだろう。注意すべきは、とにかくインストールするアプリを厳選することだ。

スマホのモード設定を活用する

スマホの機内モードやマナーモード／サイレントモードを、もっと頻繁に活用しよう。これもまた一種の減速帯であり、気づいたらスマホに没頭していた、という状況を防いでくれる。そして、マナーモードといえば……

マナーモード／サイレントモードの設定を自分にあわせて変更する

着信音を鳴らしたい人の連絡先を特定のグループに振り分け、そのグループの着信が受けられるように設定しておこう。これで緊急の連絡に気づけないのを心配する必要はなくなり、スマホからひと休みすることが可能になる。

事前に地図をダウンロードする

よく使う場所の地図を、あらかじめダウンロードしておけることはご存じだろうか。そうしておくと、オフラインでも地図を確認できるようになる。スマホと完全に別行動をするときは役に立たないが、スマホの使用時間を減らしつつ道に迷うリスクも下げたいなら、これはなかなかいい技だ。

固定電話を設置する

スマホとは別に電話サービスに加入して料金を支払うという選択は、いつでも可能だ。固定電話はつけたいが、個別に料金が発生するのが嫌なら、インターネット回線で使える電話機を用意するのはどうだろう（IP電話と呼ばれるもので、VoIPという技術が使われている）。これで大切な電話に出られないのを心配する必要はなくなり、デジタル休暇がはるかに取りやすくなるだろう。スマホの電源を切るまえに切り替え設定をすれば、着信はすべて固定電話に転送される。

他にも、以前にもお伝えした案だが、玄関を入ったところでスマホを置いていくことを習慣にするという手もある。ただし、電話以外のすべてのアプリをブロックし、着信音だけが鳴るように設定しておこう。これでそのスマホは基本的に固定電話と同じになり、デジタル休暇のあいだも大切な電話を取り逃すことはなくなる。

〝ダムフォン（低機能電話）〟にダウングレードする

衝撃的？　たしかに。けれど、駄目な理由があるだろうか？　うまくいかなければ、スマホにもどせばいいだけだ。

ためらわずに実験を

スマホとのちょうどいい関係を築くうえで、あなたを縛るものは何もない。あらゆることを試し、自分にあうと思ったものを選んでいこう。

28日目（日）　劇的な効果をあげる人のスマホにまつわる七つの心得

スマホとのいい関係の土台をつくるため、私たちはここまでさまざまな努力を重ねてきた。それでも、新しい関係を維持するのは容易なことではない。スマホなどのワイヤレス対応のモバイル機器は、今後も存在しつづけるうえに、新たな機器が登場するごとに抗《あらが》うのはさらにむずかしくなるだろう。

そんななかでも目標を見失わないために、事前に作戦を練っておくことが大切だ。スマホを含むモバイル機器とどう付きあっていくのかを、次の七つの観点から自分なりに整理してこう（悪影響が思ってもいないところにまで広がっていても、驚かないように！）。

1　私には健全なスマホ習慣がある

ふだんの使い方については、（寝室からスマホを締め出すなど）いろいろな修正をおこなってきた。そうした修正は習慣として定着する可能性もあるが、自然と身体が動くレベルになっていなければ、逆もどりする危険性のあるひどくおぼつかないものだ。

しっかり日常に根づかせるためには、いちいち判断しなくても動けるようにしなければならない。そのいちばんの近道は、特定の状況で自分がどう行動したいかを事前に決めておくことだ。そうすれば、個々の状況での判断は必要なくなり、自分が決めた健全な手順どおりに動くだけでよくなる。

考えておくといいのは、たとえば……

・充電場所
・夜、スマホをしまう時間
・朝、最初にチェックする時間（時間で指定する場合と、「オフィスに着いたらチェックす

くのもいい）

る」というように状況で指定する場合があるだろう。平日と休日で異なる時間を指定してお

・仕事中のスマホの定位置
・家にいるときのスマホの定位置
・食事中のスマホの定位置
・移動中に入れておく場所
・スマホを使う目的（地図を見るなどの実用的な目的、電話やメッセージなどの交流目的、またはポッドキャストを聴くといった勉強や楽しみのためなど）
・スマホを使わないと決めている状況　エレベーターのなか、列に並んでいるとき、退屈さを感じたときや、会話中に居心地の悪い思いをしたときはどうするか
・自分にとっての人生を豊かにするアプリ、日常の手間を省いてくれるアプリ
・自分が没頭しやすい危険なアプリ　これは特に役立つ項目だ。これさえ自覚できていれば、何もかもを恐れる必要はない。三つのアプリに注意を奪われやすいとわかっていれば、この三つを使うときにだけ厳戒態勢を取ればいいからだ――つまり、他の部分については心配無用だ（あるいは、その三つを削除するという選択肢もある。一応、伝

えておく）

・以上の項目に対する答えをふまえ、自分がブロックするアプリやウェブサイト、ブロックする時間帯

2　私はスマホにまつわるエチケットと使い方をわきまえている

次のそれぞれの状況で、スマホをどこに置き、どのように使うか？

・人といっしょのとき
・映画やテレビを見ているとき
・食事のとき
・運転中
・授業、講義、会議のあいだ

また、こうした問いを周囲の人に置きかえて考えるのも有効だ。自分といっしょのときに、相手にはどんなふうにスマホを使ってほしいだろう。そうしてもらうには、どう伝え

ればいいだろうか（具体的なヒントは一七六～一七九頁を参照）。

〈食事のとき、視界に入らない場所へ。
運転中、しまっておく。問答無用。
授業中、しまっておく。クラスメイトと先生の迷惑にならないよう音も消す〉――ダグ

3　私は自分が休む時間をつくる

これにはふたつの意味がある。ひとつは古い習慣にもどってしまった場合に、自分を労《いたわ》ることが大切だという意味だ。それはだれにでも起きうる。自分いじめの時間が少ないほど、軌道修正は早くなるだろう。

ふたつ目は、一日のうちで一定の時間はスマホをぼんやりスクロールする（つまり、ひと休みにスマホを使う）時間にしてもいいということだ。罪悪感なしにスマホを楽しめる時間が日常的にあれば、際限なく没頭するのを避けられ、また長い目で見た場合にはずっと目的を果たしやすくなる。

ただし、スマホが集中力に及ぼしてきた影響を考えると、スマホを使う時間を定期的に

もうけるのと同時に、集中力の強化にも取り組むほうがいい。スマホタイム一分に対して一〇分集中するというように、集中する時間を長くしていこう。

三〇分のスマホタイムが気づけば二時間になりそうで心配なら、決めた時間になると使えなくなるようにアプリブロッカーを予約しておくのがおすすめだ。

いつ、どんなふうにスマホタイムをもうけるかを、細かく指定しておこう。

〈子供たちを寝かしつけたあとに、スマホを持ってソファに深々とすわりこむ瞬間が、とにかく楽しみ。大切なのは、制御不能にならないようにすること〉――クリスティーン

目指すのは完璧《かんぺき》さではない

ちょうどいい機会なので、伝えておきたいことがある。プログラムを最初から実践しているのに、まだスマホとの関係が完璧だと思えなかったとしても、心配はいらない。完璧になるはずがないからだ。人生のあらゆるものはつねに変化し、状況に波があるこ

とも避けられない。ある意味では、スマホは（その関係性もデバイスそのものも）私たちにその事実を思い出させてくれる存在だ。気分のいい日もあれば、そうでない日もある。それでいいのだ。自分に対する理解が深まっているのなら、私たちの歩みは順調だ。

〈こういう見なおしをしたとたん、新たな扉が開いて一日が四八時間になり、急に自分が最高のママで、妻で、スポーツ愛好家で、世界的に有名な作家になれるわけではない。それよりも、気を散らせるリンクがいくらか減って、かぎられた時間のなかでも自分は精一杯がんばっている、という自信がもてたというのが実感だ〉――ヴァネッサ

4　私は断《スマファス》スマホを実践している

スマホから距離を置く方法についても、いろいろと試してきた。そろそろ、これから自分がどうしていきたいかを、書き留めておくべきころあいだ。あなたはいつ、どんなふうに断《スマファス》スマホを実行する？

〈旅行のときは、現地に着いたらスマホなしで過ごすと決めている。今週末のキャンプで言うと、移動中はスマホを使うが、向こうに着いたら電源を切る。次にスマホを起動するのは、また道路にもどるときだ〉――ダスティン

5　私には生きがいがある

スマホなしの時間をどう過ごすか（もしくは、あえてこう言おう。自分なりにどう楽しむか）を決めておかなければ、悪習慣に逆もどりする可能性はとても高い。そこで、スマホを使わずにできることで、自分が楽しさや満足感を得られる事柄をリストアップしておこう。そうした活動を日常に取り入れるために、何ができるだろうか。

たとえば……

・ギターを弾くのが好き――そこで、ギターのレッスンを再開し、週末にはかならず練習の時間をとる。
・大切な人と連絡を取るのが楽しみ――だから、二、三〇分の空きができたら、友達や家族に電話する。

〈〝スマホなし〟の夕食会を月に一度は開きたい。ディナーのまえに全員のスマホを容器に入れ、お開きになるまで使用禁止にする〉——ダニエル

6　私は立ち止まる練習をしている

ぼんやりする練習はなぜ大切だと思う？　一分間、手が空いたら何をする？　それが三〇分なら？　数時間ならどうする？

〈地下鉄のホームで電車を待っているときに気持ちを落ち着かせたくなったら、水をひと口飲んで深呼吸する〉——ローレン

7　私は集中力を鍛えている

スマホに費やしてきた時間によって脳が受けたダメージを回復するには、集中力を鍛えなおすしかない。脳の健やかさを保つために定期的なエクササイズ（意識的なものと、身体を動かすもののどちらも）が必要だ。これから習慣化したいエクササイズや、実行中で

さらに継続したいものを書き出しておこう。

〈これからも朝のルーチンとして、一五分の瞑想を週三回は実行する〉――ジョン

〈一度に集中するのはひとつだけにする〉――ジュリア

29日目（月）　維持する仕掛けをつくる

このプログラムも残るはきょうを含めてあと二日。明後日《あさって》からは、自分ひとりで進めていくことになる。新しい関係を維持するもっとも効果的な方法は、振り返りの機会を定期的にもうけることだ。

さっそく手帳を取り出し（もちろんスマホのカレンダーでもいい）、自己チェックの日を月に一度は設定しよう。その日は、自分にこんな質問を投げかけよう。

・スマホとの関係でうまくいっているのはどんな点？
・何か変えたいところがある？　そのなかで、すぐに始められそうなのはどれ？
・集中力を鍛えるためにやっていること（できそうなこと）は何？

・次の三〇日間の目標は？
・大切な人と楽しい時間を過ごすために立てられそうな予定は？
・削除したアプリで再インストールしたものはあるだろうか。スマホが寝室にもどってきたり、通知をもとにもどしたりしていないだろうか。もしそうなら、それに対して自分でどう思う？（ただし、批判はなし）
・自分の人生で注意を向けたいものは何？

〈削除してから再インストールしたアプリはなし。スマホをキッチンで眠らせる習慣も変えてない。もちろん通知もオフのまま。ちょっと感動。これってすごい変化よね〉

――ダラ

30日目（火）おめでとう！


ここがゴールだ。スマホ断ちはすべて完了し、新しい付きあい方、それもあなたにとって心地のよい付きあいが正式にスタートしているはずだ。

ここまでがんばってきたからこそ、自分にとってのスマホの利点がはっきりしているだろう。いつどんなふうに使うと、自分に悪影響があるかもわかっているはずだ。古い習慣を改め、一方で新しく身につけた習慣もある――その結果、スマホはあなたのボスの立場から、単なるツールにもどっている。これであなたも、どんどん増えているスマホ依存からの生還者のひとりになった。

スマホ断ちは、自分に対するとてつもない贈りものだ。だからこそ最後のエクササイズでは、自分をしっかりとねぎらってほしい。完璧な関係などありえないと理解したうえで、最後までやり通した自分の誇らしい点をあげていこう。どんなふうに自分は変わったか。ここまで来られたことをどう思う？

ペンが進まないようなら、こんな書き出しはどうだろう。

・以前はスマホを……だと思っていたけれど、いまでは……
・このスマホ断ちで学んだことは……
・嬉しかったことは……
・自分で誇らしく思うのは……

書き終えたら、プログラムの二日目に書いたメモと突きあわせてみよう。やり切った自分を讃《たた》える時間をしっかりとつくってほしい。

〈じっとすわっていることに慣れてきた。まだ長い時間ではないけれど。じっとする。昨夜《ゆうべ》は夫といっしょに屋根にすわって鳥を眺めた。ふだんの自分が、どれだけ生活に追い立てられているかがよくわかった。いつもならさっさと腰をあげて夕食をつくらなければ、と思っていただろう。でも、じっとしていたら焦燥感はほぐれていった〉
——ガレン

〈三〇日まえは、自由にスマホを使えなくなるのかもって不安だったのを覚えている？ほんとうに貴重な教訓が得られたと思う。自分が使っていたつもりのものにほんとうは繰られていて、その手綱を手放す過程では記憶力まで鍛えられた。家族といるときにスマホを使わないようにしたら、大事な人たちとの時間が長く有意義に感じられるようになった。夜にスマホの電源を落として朝つけるようになったけれど、仕事のメールを見るのが遅れたせいで翌朝にキャリアを左右するような事態になる、なんてことも一度もなかった。スマホを置いて近所を散歩するようになったら、四年も住んでるのに知らなかったことがたくさんあった——たとえば、なかなかすてきなレストランがいくつもあるってこと。口コミサイトで何時間も過ごさなくても、前を通りかかって見つけた店ばかりだ。映画鑑賞のとき、以前だったらこの人はだれだっけとか、どの映画に出てた人だろうって考えこんで、だんだん物語の筋がわからなくなってきた。でも、スマホをバッグにしまっておいたら、よそ見をすることがなくなって物語に集中でき、映画をすすめてくれた婚約者をがっかりさせることもなくなった。まだときどき脳がスクロール浸りを求めているのを感じるけれど、アイシングクリームでクッキーにお絵描きする動画を二五本までいかずに五本くらいで切りあげられるから、もうそこまでひどくはない。ほどほど、ほどがわかるようになったね、私。いい感じだよ〉

――ジェニーン

エピローグ

私がスマホ断ちをしようと思い立ってから、二年以上が経った。けれど驚くことに、このときの経験がいまも私の毎日を充実させてくれている。

現在でも、私はどこへ行くにもたいていスマホといっしょだ。写真を撮り、音楽を聴き、地図を確認し、各種の手配をし、人とのつながりを保ち、それから、そう、画面を見つめてぼんやり過ごすこともある。スマホはありがたい存在であり、さまざまな恩恵をもたらしてくれることに感謝の念がある。

一方で、警戒もゆるめてはいない。本書の執筆に向けた取材で、私はこれが些細《ささい》な問題ではないと確信した。スマホはそのデバイスとの付きあい方という面だけでなく、私たちの（とくに子供の）脳や、世界との接し方にも深刻な影響を及ぼしている。私たちを依存させるようにつくられたものであり——すでに明確になっていることから考えても、この集団依存の行く末は明るいものではなさそうだ。少し周囲を見まわせばわかるだろう。スマホは人間性を根底から変えつつある。

このデバイスとこれからどう付きあっていくかについて、個々人でも、社会全体としても議論し始めなければならないだろう。同時にIT企業に対しては、現在おこなっている監視や〝脳のハッキング〟をやめるよう要求し、社会に貢献するといういまは建前に過ぎない企業としての使命を果たすよう求めていかなければならない。

夫と私はいまでも時間が許すかぎりデジタル休暇を取っている。とはいえ、完全にスマホ断ちをしなくても、使用量が増えないことはもうわかっている。禁煙の成功者が煙草を忌み嫌うように、私のなかではスマホの使用と嫌な気分になることがつながっているからだ。おかげで、スマホを使うのは最低限にしておこうという気持ちが自然とはたらいてくれる。

こうなると集中力を鍛えやすいうえに、こんな気づきも得られた。スクリーンを見つめる時間を減らす（そして、オフラインの楽しみと向きあう時間を増やす）ことが、より大きな充実感を得るための近道だということだ。さらには、太陽の光で写真が色あせるように、スマホを使いすぎると個々の体験から輝きが失われることも実感している。現実の世界に向ける意識が高くなるほど、世界の鮮やかさがもどってきたからだ。

人生は思っているより短いが、時間は思っている以上にたくさんある。スクリーンで過ごす時間を取り返せば、自分の可能性が広がりだすのを感じられるだろう。参加してみたかった講座、読みたかった本、行きたいと思っていた店。きっとその時間はある。あの友達と会う時間も増やせるし、あの場所への旅を実現する方法もあるだろう。大切なのは、自分に向けてこの問いを投げかけつづけることだ。何度も、何度も、繰り返し問いつづけよう――あなたが自分の人生で注意を向けたいものは何？

謝辞

だれにでもスマホともっと健やかな関係を築く力がある。私のその信念に共感してくれた、WMEのエージェントであるジェイ・マンデル、テンスピード・プレスの編集者リサ・ウェストモーランドに感謝を表したい。実験の協力者のみなさんにも心からの拍手を。時間をとって実験に参加し、感想を送ってくれたことにほんとうに感謝している。みなさんの意見が多くの人生を変えたことは間違いないだろう。そして、これからも私たちのあいだの絆《きずな》がつづくことを願っている。

私の提案を海外の読者へと広げてくれた、すばらしい〝海外担当者〟WMEのジェニン・カムー、これから世界じゅうにスマホ断ちを広める手助けをしてくれる、すべての編集者（特に、さまざまな意見をくれたイギリスのチーム）にも感謝を。スプレッドシートの天才であり広報担当のダニエル・ウィッキー、編集責任者ヘザー・ポーター、デザイナーのリジー・アレンの三名は、画面上の大量の文章でしかなかったものを、人々がスマホを置いて手に取れるものにつくりあげてくれた。

いつも変わらずサポートしてくれる家族にもありがとうと伝えたい。知恵を授けてくれ、励ましてくれたマリリン・フランク、ガレン・ボーン、フェリシア・カヴィーゼル、クリスティー・アシュアンデン。ヴァネッサ・グレゴリー、ジョシュ・ベレジンはすばらしい編集力を発揮してくれた。最後に、ピーターとクララ、とりわけふたりに感謝を捧《ささ》げたい。あなたたちこそが、私が注意を向けたい存在だ。

参考情報

〔訳者注：この項目で紹介している情報のなかには、対応言語が英語のみのものが多数含まれています。日本語でも同様の情報発信やサービス、アプリなどが存在するため、該当箇所のキーワードを使い、インターネットで検索することをおすすめします〕

テクノロジーの進化の速さを考えると、この本が出るころには、もっといい選択肢が登場している可能性がある。

アプリブロッカーアプリ

私はＦｒｅｅｄｏｍがお気に入りだ。同じ設定を複数のデバイスに適用でき、アプリやウェブサイトをブロックできる。有料版には日時を指定して予約できる機能があり、その価値はじゅうぶんにある。

瞑想アプリ、ウェブ、書籍

初心者におすすめなのはＨｅａｄｓｐａｃｅというアプリだ。無料版では一〇分ほどのガイド付き瞑想《めいそう》がいくつかまとめてコースで提供されており、習慣化を後押ししてくれる。瞑想が自分にあうか簡単に確認できるだろう。マインドフルネスに特化したＩｎｓｉｇｈｔＴｉｍｅｒもとてもいいアプリだ。

ウェブで視聴できるものとしては、カリフォルニア大学のサイト「Free Guided Meditations MARC」が初心者向けだ。この語で検索し、五分ほどの呼吸の瞑想（breathing meditation）からやってみるのはどうだろう。

鍛えた集中力の発揮先としてマインドフルネス関連の本をお探しなら、ジョン・カバットジン博士による古典『マインドフルネスストレス低減法』（春木豊訳、北大路書房、二〇〇七年）をチェックしてみよう。

もう少し簡単で短めの本がよければ、私が書いた『マインドフルネス入門（Mindfulness: A Journal)』（Clarkson Potter, 2016）もある。マインドフルネスをわかりやすく説明したうえで、習慣化のコツも伝えている。

テクノロジーへの対処に特化した、より実践的な内容のものとしては、デイヴィッド・レヴィの『マインドフルネス・テック　デジタルライフにバランスを（Mindful Tech: How to Bring Balance to Our Digital Lives)』(Yale University Press, 2016）と、ナンシー・コリエ著の『オフする力　リアルな世界で正気を保つためのマインドフルネス実践法（The Power of Off: The Mindful Way to Stay Sane in a Virtual World)』(Sounds True, 2016）がある。

子供とスマホ

ヴィクトリア・L・ダンクリーの『子どものデジタル脳 完全回復プログラム』（川島隆太監修、鹿田昌美訳、飛鳥新社、二〇二二年）と、ニコラス・カルダラス著『照らされる子供たち：子供を支配するスクリーン依存とそこから抜け出す方法（Glow Kids: How Screen Addiction Is Hijacking Our Kids — and How to Break the Trance)』(St. Martin's Griffin, 2017）の二冊が特におすすめだ。

「コモンセンス・メディア（commonsensemedia.org)」は、子供がメディアと健全な関係性が築けるように、家庭向けの支援をおこなっているＮＰＯだ。参考になる記事や口コミ・レビュー、使い方のアドバイスなどさまざまな情報を提供している。

アメリカ小児科学会は、子供のスクリーンタイムについてのガイドラインを策定している。そこでは、一八カ月未満の子供は原則スクリーンタイムはゼロ（ただし、ビデオ通話を除く）にすべきだとあり、五歳までは高品質な番組にかぎり一日一時間以下、六歳以上の場合も同様の制限を求めている。アメリカ小児科学会はその他にも、各家庭ごとにメディアの使用方針を策定できるツールも提供している。詳細は次のウェブサイトを参照してほしい（HealthyChildren.org/MediaUsePlan）。

子供の居場所を確認しておきたい（そして、連絡も取りたい）けれど、スマホ（つまり、インターネット全般へのアクセス）は持たせたくないと思うなら、ＧｉｚｍｏＰａｌのような〝キッズスマートウォッチ〟についてインターネットで調べてみよう。

自動応答の設定

ｉＯＳ11以降、ｉＰｈｏｎｅには運転中に使える集中モードという機能がついている。これがメッセージの自動応答として代用できる。本来は運転中にメッセージを返信するのを防ぐためのものだが、スマホから距離を置きたいときにも使えるだろう。

現時点では、アンドロイドのユーザーは自動応答用のアプリをダウンロードする必要がある。「自動応答アプリ」などのキーワードで検索してみよう。

SNS投稿の予約

SNS管理サービスのHootSuiteを使うと、投稿の事前予約に加えて、複数のSNSプラットフォームへの投稿もおこなってくれる。実際には手間をかけずに、頻繁に投稿しているように見せられるだろう。

長々とやりとりをせずに日程調整する方法

DoodleかCalendlyを使おう。Doodleは投票作成サイトで、不特定多数の人に対して日時の候補を提案でき、相手に都合のよい枠を指定してもらえる。指定された候補日は自分の画面上で緑やオレンジの枠で表示されるので、そこからいちばん参加者が多い日時を選ぶだけだ。

Calendlyは会議や面談などの日程調整で使える、自分の空き状況をカレンダー形式で表示するサービスだ。何度もやりとりする代わりに、自分のCalendlyページのリンクを伝え、都合のいい日時をそこから選ぶよう依頼すればこと足りる。

メールに日常を支配されている場合の対処法

二一一～二一三頁の「デジタルライフの他の部分を片づける」と休暇時の対処法に加えて、ここでは追加の提案をしておこう。

GmailとアウトルックにはB、それぞれに対応したBoomerangという拡張機能がある。メール送信の予約に加えて、特定のメールを指定したタイミングで〝ブーメラン〟のように自分宛てに送ることができる。「受信トレイ表示停止（Inbox Pause）」というすばらしい機能では、新着メールの表示タイミングをその都度ではなく、指定した時間に変更することができる。

Gmail用のクローム拡張機能で私がよく使うのは、InboxWhenReadyだ。これで新着メール数の表示がなくなり、あえて見にいこうとしなければ受信トレイ自体も非表示になる（受信トレイを気にせずメールを作成したり、捜したりできる）。また、受信トレイでの滞在時間を制限することも可能だ。

低機能電話に変更せずに、機能をダウングレードする方法

ライトフォン（Light Phone）など、電話やメッセージを転送できる予備デバイスを用意しよう。ライトフォンはクレジットカードほどの大きさのデバイスで、できるのは電話とメッセージの送受信のみ。スマホを手放す必要はなく、ふたつ目の電話番号を取得する必要もない。スマホなしで家を出たいとき（あるいは、断スマホするとき）には、スマホで転送の設定をするだけだ。

出典紹介

（1）インターネットおよびテクノロジー依存症センターのウェブサイトより virtual-addiction.com/smartphone-compulsion-test

（2）Deloitte, *2016 Global Mobile Consumer Survey: US Edition; The market-creating power of mobile* 2016.

（3）Hacker Noon, "How Much Time Do People Spend on Their Mobile Phones in 2017?" May 9, 2017, hackernoon.com/how-much-time-do-people-spend-on-their-mobile-phones-in-2017-e5f90a0b10a6

（4）Deloitte, *2016 Global Mobile Consumer Survey*, 4.

（5）前掲書 19.

（6）Deepak Sharan et al., "Musculoskeletal Disorders of the Upper Extremities Due to Extensive Usage of Hand-Held Devices," *Annals of Occupational and Environmental Medicine* 26（August 2014）, doi.org/10.1186/s40557-014-0022-3

（7）Frank Newport, "Most U.S. Smartphone Owners Check Phone at Least Hourly," *Gallup*, Economy, July 9, 2015, https://news.gallup.com/poll/184046/smartphone-owners-check-phone-least-hourly.aspx?utm_source=Economy&utm_medium=newsfeed&utm_campaign=tiles

（8）Lydia Saad, "Nearly Half of Smartphone Users Can't Imagine Life Without It," *Gallup*, Economy,

July 13, 2015, www.gallup.com/poll/184085/nearly-half-smartphone-users-imagine-life-without.aspx

（9） Harris Interactive, *2013 Mobile Consumer Habits Study* (2013): 4-5.

（10） American Psychological Association, *Stress in America: Coping with Change*, 10th ed., Stress in America Survey, February 15, 2017.

（11） José De-Sola Gutiérrez et al., "Cell-Phone Addiction: A Review," *Frontiers in Psychiatry* 7 (October 2016), www.ncbi.nlm.nih.gov/pmc/articles/PMC5076301

（12） Jean M. Twenge, "Have Smartphones Destroyed a Generation?" *The Atlantic*, August 3, 2017, Technology.

（13） Adam Gazzaley and Larry D. Rosen, *The Distracted Mind: Ancient Brains in a High-Tech World* (Cambridge: MIT Press, 2016), 152-57, and Larry D. Rosen, *iDisorder: Understanding Our Obsession with Technology and Overcoming Its Hold on Us* (New York: St. Martin's Griffin, 2012).（ラリー・ローゼン、『毒になるテクノロジー』〔児島修訳、東洋経済新報社、二〇一二年〕）

（14） Steve Jobs, "Keynote Address," Macworld 2007, January 9, 2007, Moscone Convention Center, San Francisco, transcript, accessed August 13, 2017, thenextweb.com/apple/2015/09/09/genius-annotated-with-genius

（15） Mark Anthony Green, "Aziz Ansari on Quitting the Internet, Loneliness, and Season 3 of *Master of None*," *GQ*, August 2, 2017, www.gq.com/story/aziz-ansari-gq-style-cover-story

（16） *60 Minutes*, season 49, episode 29, "What Is 'Brain Hacking'? Tech Insiders on Why You Should Care," produced by Guy Campanile and Andrew Bast, reported by Anderson Cooper, aired June 11,

2017, on CBS, www.cbsnews.com/news/what-is-brain-hacking-tech-insiders-on-why-you-should-care

（17）Nick Bilton, "Steve Jobs Was a Low-Tech Parent," Disruptions, *New York Times*, September 10, 2014, www.nytimes.com/2014/09/11/fashion/steve-jobs-apple-was-a-low-tech-parent.html

（18）Emily Retter, "Billionaire tech mogul Bill Gates reveals he banned his children from mobile phones until they turned 14," *Mirror*, April 21, 2017, Technology, www.mirror.co.uk/tech/billionaire-tech-mogul-bill-gates-10265298

（19）二〇一三年、『精神疾患の診断・統計マニュアル（DSM-5）』に、ギャンブル障害が正式に依存症と判断され精神疾患のリストに掲載された。物質の摂取をともなわない障害としては初の認定であり、いわゆる行動嗜《し》癖《へき》が認められた最初の事例でもある。

（20）Norman Doidge, *The Brain That Changes Itself: Stories of Personal Triumph from the Frontiers of Brain Science*（New York: Penguin Books, 2007）, 106.（ノーマン・ドイジ、『脳は奇跡を起こす』〔竹迫仁子訳、講談社インターナショナル、二〇〇八年〕）

（21）Microsoft Canada, *Attention Spans*, Consumer Insights（spring 2015）.

（22）Adam Alter, *Irresistible: The Rise of Addictive Technology and the Business of Keeping Us Hooked*（New York: Penguin Press, 2017）, 67.（アダム・オルター、『僕らはそれに抵抗できない「依存症ビジネス」のつくられかた』〔上原裕美子訳、ダイヤモンド社、二〇一九年〕）

（23）*60 Minutes*, "What Is 'Brain Hacking'?"

（24）Bianca Bosker, "The Binge Breaker: Tristan Harris believes Silicon Valley is addicting us to our phones. He's determined to make it stop," *The Atlantic*, November 2016, Technology, www.theatlantic.

com/magazine/archive/2016/11/the-binge-breaker/501122
(25) Tristan Harris, "How Technology is Hijacking Your Mind — from a Magician and Google Design Ethicist," *Thrive Global*, May 19, 2016.
(26) Rosen, *iDisorder*. (ラリー・ローゼン、『毒になるテクノロジー』〔児島修訳、東洋経済新報社、二〇一二年〕)
(27) Alter, *Irresistible*, 127-28. (アダム・オルター、『僕らはそれに抵抗できない 「依存症ビジネス」のつくられかた』〔上原裕美子訳、ダイヤモンド社、二〇一九年〕)
(28) Gazzaley and Rosen, *The Distracted Mind*, 154-56.
(29) Christopher Coble, "Is Apple Liable for Distracted Driving Accidents?" *FindLaw* (blog), October 21, 2016, blogs. findlaw.com/legalblogs/personal-injury/is-apple-liable-for-distracted-driving-accidents/ See also Matt Richtel, "Phone Makers Could Cut Off Drivers. So Why Don't They?" *New York Times*, September 24, 2016, Technology, www.nytimes.com/2016/09/25/technology/phone-makers-could-cut-off-drivers-so-why-dont-they.html
(30) Harris, "How Technology is Hijacking Your Mind."
(31) Timothy D. Wilson et al., "Just Think: The Challenges of the Disengaged Mind," *Science* 345, no. 6192 (July 4, 2014), Social Psychology, dtg.sites.fas.harvard.edu/WILSON%20ET%20AL%202014.pdf
(32) John Lanchester, "You Are the Product," *London Review of Books* 39, no. 16 (August 17, 2017): 3-10, www.lrb.co.uk/the-paper/v39/n16/john-lanchester/you-are-the-product
(33) *60 Minutes*, "What Is 'Brain Hacking'?"

(34) Tim Wu, *The Attention Merchants: The Epic Scramble to Get Inside Our Heads* (New York: Vintage Books, 2016).

(35) 前掲書

(36) Evan LePage, "All the Social Media Advertising Stats You Need to Know," *Social* (blog), Hootsuite, November 29, 2016, blog.hootsuite.com/social-media-advertising-stats; and "U.S. Social Media Marketing- Statistics & Facts," Statista, The Statistics Portal, www.statista.com/topics/1538/social-media-marketing

(37) Nick Bilton, "Reclaiming Our (Real) Lives From Social Media," Disruptions, *New York Times*, July 16, 2014, www.nytimes.com/2014/07/17/fashion/reclaiming-our-real-lives-from-social-media.html?mcubz=1

(38) "Facebook Demetricator," Benjamin Grosser, bengrosser.com/projects/facebook-demetricator

(39) Holly B. Shakya and Nicholas A. Christakis, "Association of Facebook Use With Compromised Well-Being: A Longitudinal Study," *American Journal of Epidemiology* 185, no. 3 (February 1, 2017): 203-211, doi.org/10.1093/aje/kww189

(40) Holly B. Shakya and Nicholas A. Christakis, "A New, More Rigorous Study Confirms: The More You Use Facebook, the Worse You Feel," *Harvard Business Review*, April 10, 2017, Social Media, hbr.org/2017/04/a-new-more-rigorous-study-confirms-the-more-you-use-facebook-the-worse-you-feel

(41) Twenge, "Have Smartphones Destroyed a Generation?"

(42) Antonio García Martínez, *Chaos Monkeys: Obscene Fortune and Random Failure in Silicon Valley*

(New York: HarperCollins, 2016), 382.（アントニオ・ガルシア・マルティネス、『サルたちの狂宴』〔石垣賀子訳、早川書房、二〇一八年〕）
(43) 前掲書 320.
(44) 前掲書 381-82.
(45) Haemin Sunim, *The Things You Can See Only When You Slow Down: How to Be Calm and Mindful in a Fast-Paced World* (New York: Penguin Books, 2017), 65.
(46) Gazzaley and Rosen, *The Distracted Mind*, 133.
(47) Eyal Ophir, Clifford Nass, and Anthony D. Wagner, "Cognitive Control in Media Multitaskers," *Proceedings of the National Academy of Sciences of the United States of America* 106, no. 37 (September 15, 2009): 15583-87, www.pnas.org/content/106/37/15583.full.pdf
(48) *Digital Nation*, Interview with Clifford Nass, aired on December 1, 2009, on PBS, www.pbs.org/wgbh/pages/frontline/digitalnation/interviews/nass.html
(49) Nicholas Carr, *The Shallows: What the Internet Is Doing to Our Brains* (New York: W. W. Norton, 2011), 120.（ニコラス・カー、『ネット・バカ　インターネットがわたしたちの脳にしていること』〔篠儀直子訳、青土社、二〇一〇年〕）
(50) Eleanor A. Maguire et al., "Navigation-related Structural Change in the Hippocampi of Taxi Drivers," *Proceedings of the National Academy of Sciences of the United States of America* 97, no. 8 (March 14, 2000): 4398-4403, www.pnas.org/content/97/8/4398.short
(51) Carr, *The Shallows*, 115.（ニコラス・カー、『ネット・バカ　インターネットがわたしたちの脳に

していること』〔篠儀直子訳、青土社、二〇一〇年〕)
(52) Microsoft Canada, *Attention Spans*.
(53) Carr, *The Shallows*, 122.(ニコラス・カー、『ネット・バカ　インターネットがわたしたちの脳にしていること』〔篠儀直子訳、青土社、二〇一〇年〕)
(54) "Plato on Writing," websites.umich.edu/~lsarth/filecabinet/PlatoOnWriting.html　興味深いことに、これはプラトンが(ソクラテスを代弁した言葉として)文字について書いたものだ。ソクラテスは(正当な理由があり)文字の発達が情報を記憶する人々の能力に影響を及ぼすことを懸念していた。それまでは記憶力こそが情報を保存する唯一の方法だったからだ。
(55) George A. Miller, "The Magical Number Seven, Plus or Minus Two: Some Limits on Our Capacity for Processing Information," *The Psychological Review* 63 (1956): 81-97, www.musanim.com/miller1956
(56) Carr, *The Shallows*, 124.(ニコラス・カー、『ネット・バカ　インターネットがわたしたちの脳にしていること』〔篠儀直子訳、青土社、二〇一〇年〕)
(57) Sayadaw U Pandita, *In This Very Life: The Liberation Teachings of the Buddha* (Somerville, MA: Wisdom Publications, 1992).
(58) Gazzaley and Rosen, *The Distracted Mind*, 139.
(59) Division of Sleep Medicine, "Consequences of Insufficient Sleep," Harvard Medical School.
(60) 前掲論文
(61) Gazzaley and Rosen, *The Distracted Mind*, 93.
(62) Division of Sleep Medicine, "Judgment and Safety," Harvard Medical School, last modified

December 16, 2008.

(63) Gazzaley and Rosen, *The Distracted Mind*, 94.

(64) Michael Hainey, "Lin-Manuel Miranda Thinks the Key to Parenting Is a Little Less Parenting," *GQ*, April 26, 2016, Culture, www.gq.com/story/unexpected-lin-manuel-miranda

(65) Pema Chödrön, "The Shenpa Syndrome," *Awakin. org*, March 14, 2005, www.awakin.org/read/view.php?tid=385

(66) Judson Brewer, *The Craving Mind: From Cigarettes to Smartphones to Love — Why We Get Hooked & How We Can Break Bad Habits* (New Haven: Yale University Press, 2017), 13.（ジャドソン・ブルワー、『あなたの脳は変えられる「やめられない！」の神経ループから抜け出す方法』〔久賀谷亮監訳・解説、岩坂彰訳、ダイヤモンド社、二〇一八年〕）

(67) J. A. Brewer et al., "Mindfulness Training for Smoking Cessation: Results from a Randomized Controlled Trial," *Drug and Alcohol Dependence* 119, nos. 1-2 (2011): 72-80.

(68) Brewer, *The Craving Mind*, 29-30.（ジャドソン・ブルワー、『あなたの脳は変えられる「やめられない！」の神経ループから抜け出す方法』〔久賀谷亮監訳・解説、岩坂彰訳、ダイヤモンド社、二〇一八年〕）

(69) Wu, *The Attention Merchants*, 353.

(70) William James, *The Principles of Psychology* (New York: Dover, 1890), 403-4.（ウィリアム・ジェームス、『現代思想新書・第６　心理学の根本問題』〔松浦孝作訳、三笠書房、一九四〇年〕）

(71) James Bullen, "How to Better Manage Your Relationship with Your Phone," *ABC Health & Wellbeing*, August 12, 2017, www.abc.net.au/news/health/2017-08-12/how-to-better-manage-your-

relationship-with-your-phone/8784384
(72) Alter, *Irresistible*, 272.（アダム・オルター、『僕らはそれに抵抗できない 「依存症ビジネス」のつくられかた』〔上原裕美子訳、ダイヤモンド社、二〇一九年〕）
(73) Gazzaley and Rosen, *The Distracted Mind*, 203-5, 209.
(74) Nassim Nicholas Taleb, "Stretch of the Imagination," *New Statesman*, Observations, December 2, 2010, www.newstatesman.com/Long-reads/2010/12/box-procrustes-call-bed-taleb
(75) Anna Rose Childress et al., "Prelude to Passion: Limbic Activation by 'Unseen' Drug and Sexual Cues," *PLoS ONE* 3, no. 1 (January 30, 2008): e1506, doi.org/10.1371/journal.pone.0001506
(76) Shalini Misra et al., "The iPhone Effect: The Quality of In-Person Social Interactions in the Presence of Mobile Devices,"*Sage Journals of Environment and Behavior* 48, issue 2 (July 1, 2014), journals.sagepub.com/doi/abs/10.1177/0013916514539755
(77) Daniel J. Kruger, "What's Behind Phantom CellPhone Buzzes?" *The Conversation*, March 16, 2017, theconversation.com/whats-behind-phantom-cellphone-buzzes-73829
(78) Caitlin O'Connell, "2015: The Year That Push Notifications Grew Up," *Localytics* (blog), December 10, 2015.
(79) Gazzaley and Rosen, *The Distracted Mind*, 179.
(80) Pema Chödrön, *When Things Fall Apart: Heart Advice for Difficult Times* (Boston: Shambhala Publications, 1997), 34.（ペマ・チュードゥン、『すべてがうまくいかないとき チベット密教からのアドバイス』〔ハーディング祥子訳、めるくまーる、二〇〇四年〕）

（81）Carr, *The Shallows*, 51.（ニコラス・カー、『ネット・バカ　インターネットがわたしたちの脳にしていること』〔篠儀直子訳、青土社、二〇一〇年〕）

（82）Maryanne Wolf, *Proust and the Squid: The Story and Science of the Reading Brain*（New York: Harper Perennial, 2007）, 217-18.（メアリアン・ウルフ、『プルーストとイカ——読書は脳をどのように変えるのか?』〔小松淳子訳、インターシフト、二〇〇八年〕）

（83）Gazzaley and Rosen, *The Distracted Mind*, 55, 56.

（84）前掲書 66-68.

（85）前掲書 190, 231, and Brewer, *The Craving Mind*, 167, 175.（ジャドソン・ブルワー、『あなたの脳は変えられる「やめられない!」の神経ループから抜け出す方法』〔久賀谷亮監訳・解説、岩坂彰訳、ダイヤモンド社、二〇一八年〕）

（86）Barry Schwartz, *The Paradox of Choice: Why More Is Less*（New York: Ecco Press, 2016）.（バリー・シュワルツ、『新装版　なぜ選ぶたびに後悔するのか　オプション過剰時代の賢い選択術』〔瑞穂のりこ訳、武田ランダムハウスジャパン、二〇一二年〕）

（87）Calvin Morrill, David A. Snow, and Cindy H. White, eds. *Together Alone: Personal Relationships in Public Places*（Berkeley: University of California Press, 2005）and Vanessa Gregory, "Fleeting Relationship, The," *New York Times Magazine*, December 11, 2005, www.nytimes.com/2005/12/11/magazine/fleeting-relationship-the.html

（88）Ralph Waldo Emerson and Stanley Appelbaum, *Self-reliance, and Other Essays*（New York: Dover Publications, 1993）.

訳者あとがき

本書は二〇一八年に刊行されたスマホ依存からの抜け出し方を示した書の全訳である。ようやくみなさんにお届けできることに、訳者としてはほっとしている。というのも、早くお届けせねばと焦りながら作業をつづけてきたからだ。このテーマには昨年の秋ごろから注目してきたのだが、本書を見つけ、訳出にとりかかった二〇二三年の春ごろから、急にスマホ依存にまつわる報道をよく見かけるようになったのだ。新聞や雑誌、ネットで記事を目にするたびに、「早くこの本を届けなければ！」と急《せ》きたてられている気分だった。

それもそのはず。二〇二二年におこなわれたとある調査によると、回答者の社会人の約八割がスマホ依存状態だった。コロナ禍のもとでの外出制限やテレワークの推奨、小中学校でのタブレット導入で、それ以降も依存者は増加傾向だというのだ。

みなさんにとっても、スマホ依存はご自分や家族にかかわる、差し迫った問題になっているかもしれない。自分なりにルールを決め、できるだけ使わないように……と努力されている方もいらっしゃるだろう。

とはいえ、わかっていてもやめられないのがスマホである。つねにそばにあり、気づけば触っているもの。対象がなんであれ同じだろうが、対応策がリストアップされて差し出されたところで、それだけでどうにかなるのなら、これほど大きな問題にはなっていないだろう。

なにせスマホの向こう側には、人間の特性を熟知した専門家がいて、あなたを依存させようと罠《わな》を張りめぐらせているのだから……。単に注意するだけでは、とうてい太刀打ちできそうにないツール。そんなものと、どうやって適度な距離を保てばいいのか。

そんな難題に解を示し、三〇日の実践式プログラムを通して、スマホの使用を（ゼロにしよう、というのではなく）適度に保つ習慣を身につける手助けをしてくれるのが本書である。

著者のキャサリン・プライスは、ニューヨーク・タイムズ紙などに寄稿するフリーの科学ジャーナリスト。自分でもスマホの影響に思いあたる点があり、また職業的な好奇心に駆られて本件についての取材を始めた。ところが、どれだけ探しても根本的な解決策が見つからず、自分でプログラムを開発することに。過去に取材した脳神経学や行動科学、心理学などをおさらいし、習慣のメカニズムや他の依存症対策を参考にしてプログラムをつくりあげた。さらにみずから実験台になり、一五〇人の体験者の声も取り入れて改善を加えたのがこのプログラムである。

最初の章では、スマホ依存のからくりとその影響が解説される。原題（How to Break Up With Your Phone / 〝スマホとお別れする方法〟）にからめ、スマホをなかなか別れられない恋人や恋愛にたとえながら、脳や社会に起きつつある変化をさまざまな研究データを交えて明らかにしていく。

スマホは単に私たちの時間と注目を奪うだけではない。経験や思い出、集中力や思考力まで奪いかねないものなのだ。その影響の大きさを理解すればするほど、本書に何度か登場する「人生は自分が注意を向けたものでできている」という言葉の意味が胸に迫ってくるだろう。こうした影響や罠をじゅうぶんに理解してこそ、スマホと距離を置く必要性が実感できるはずだ。つまり、こうした解説もまた決意固めという意味で、スマホ断ちに不可欠な準備段階なのだ。

実践編では、一日ごとに新たな課題やエクササイズが提示される。ポイントは随所で投げかけられる振り返りのヒントや問いかけだ。人がスマホに依存する原因は千差万別。どれくらいの使用時間が適切かも人によって異なるだろう。だからこそ、このプログラムでは自分自身をよく観察し、自分にとっての最適解を導き出すことが肝になっている。そのために使われるのが、煙草やアルコールの依存症対策で大きな効果をあげている、自己観察の手法だ。プログラムの前半では、こうした手法によって自分を依存行動へと駆り立てるスイッチを見つけ、依存的な行動を起こしにくい環境をつくっていく。

ステップの後半は、より健やかなスマホとの付きあい方を身につけることが狙いだ。それがどのようなものかを自分で決め、空いた時間の過ごし方を模索し、それを習慣化していく。さらには、スマホが低下させた脳の力を取りもどすエクササイズも加わる。

プログラムは一歩ずつ着実に進んでいけるように構成されているが、だからといって努力が不要なわけではない。習慣を変えるのには時間がかかるもので、後もどりが起きるのもふつうのことだと著者は言う。

かくいう私もこのスマホ断ちに取り組むひとりである。

そもそも、自分がスマホ依存だとは少しも思っていなかったのだが、本書を読み進めるうちに自覚せざるを得なくなった。それでも、じつを言えば最初から本腰を入れてプログラムに取り組んでいたわけではない。けれど解説を読みすすめるうちに、いくつかの問いが頭に残り、自然と自分のスマホの使い方を観察するようになっていた。それによって納得や気づきが生まれると、行動を変えようと意識するようになる。変化を実感しだすと、次のエクササイズへのモチベーションもあがっていった。そのうち使用時間はするすると減り、やがて一日あたりのスマホ使用は一時間を切るようになった。

早々に別の効果も表れだした。まずは集中力だ。以前は恥ずかしながら、読書中に集中が途切れることがよくあった。相性が悪い作品なのだろうと責任を転嫁していたが、すこしずつ没頭できる時間が長くなってきたのだ。

それに加えてこんな変化もあった。それまでは何かうまくいかないことがあれば、すぐに人に尋ねたり、ネットで調べたりしていた。ところが、そうする間もなく、どうすればいいかをとっさに自分で考えることが多くなってきたのだ。最初にそう気づいた日のことは、いまでもよく覚えている。いままでにない深い満足感があり、脳がスマホで過労状態になっていなければ、こうも自然と思考が進むものなのか、と驚いたからだ。以前ならば考えても堂々めぐりになるだけだった状況でうまく思考が連なると、それだけで考えることや試行錯誤そのものがずっと楽しくなった。

それから約六カ月。いまでもスマホを使うのはたいてい一日に一時間以内だ。もちろんそれ以上に増えることもあるが、もとの状態にもどったことはない。自分の変化を実感し、新しい習慣の満足感や心地よさを体感するほどに、もう以前の状態にはもどりたくないという思いが強くなるからだろう。だからこそ、スマホ断ちの要点やエクササイズをいまでも意識しつづけている。

このスマホ断ちでは、スマホとの適切な距離を身につけるという本来の目的の他に、副次的効果があることがほのめかされている。紹介されている体験者の感想を見ても、大切な人との仲が深まった、焦燥感が減って心が安定した、自分に自信が持てたなど、本質的な喜びや幸せにつながるものが多い。私自身の体験もそうであり、じつを言えば、他にもいろいろな副産物が得られそうな予感にわくわくしているところだ。

わたしを含めこうした体験者は、たまたまうまくいった稀《まれ》なケースだろうか。その点については、これだけをお伝えしておこう。本書はこれまでに世界三四カ国以上で刊行され、海外のレビューサイトでは現時点で一万五〇〇〇件以上のレビューがつき、その大多数が本書を高く評価している。そうした人々と同様に、本書が読者のみなさんのデジタルライフの改善、そして人生を取りもどす一助となれば幸いである。

なお、原著の刊行時にはありえなかったことだが、現在では日本で流通するほぼすべてのスマホに、使用状況の確認と、一日あたりの使用時間の上限を設定できるアプリが入っている。確認方法や設定の詳細については、「使用状況の確認」「アンドロイド」などのキーワードで検索していただくとして、（できれば一日目の質問に沿って、予想を立ててから）ご自分の使用時間を一度見てみていただきたい。本書では効果をあげるために、いっしょにプログラムに取り組む仲間をつくることを強くすすめている。夫婦や親子、友人や趣味の仲間どうしでその結果を見せあい、みんなでいっしょに取り組むきっかけにしてはどうだろう。

最後に、本書が世に出る道を開いてくださった、ＫＡＤＯＫＡＷＡの郡司《ぐんじ》珠子《たまこ》さま、熱いメッセージをくださった新書編集長の岸山《きしやま》征寛《ゆきひろ》さま、褒め上手の担当編集者である黒川《くろかわ》知樹《かずき》さま、そのほかこの日本語版の制作にかかわったすべての方に、この場を借りて心からお礼を申しあげる。

笹田《ささだ》　もと子《こ》

二〇二三年一二月

本書は訳し下ろしです。
本文中の〔 〕は訳者による注釈です。引用は、すでに邦訳書があるものについても新たに訳出しました。

キャサリン・プライス（Catherine Price）
イェール大学卒業、カリフォルニア大学バークレー校大学院を修了後、ワシントン・ポスト・マガジン、ニューヨーク・タイムズ紙など多くの新聞や雑誌で活躍する科学ジャーナリスト。本書の原著“How to Break Up with Your Phone”（Ten Speed Press）は世界34カ国以上で出版された。著書として“Vitamania：How Vitamins Revolutionized the Way We Think About Food”（Penguin Books）や“The Power of Fun：How to Feel Alive Again”（The Dial Press）など（いずれも未邦訳）。

（訳）笹田もと子（ささだ・もとこ）
英日翻訳者。兵庫県出身。神戸市外国語大学国際関係学科卒業。共訳書に『数学アタマがぐんぐん育つ　算数の実験大図鑑』（新星出版社）。

スマホ断《だ》ち

30日《にち》でスマホ依存《いぞん》から抜《ぬ》け出《だ》す方法《ほうほう》

キャサリン・プライス　笹田《ささだ》もと子《こ》（訳）

2024年 1 月 10 日　初版発行

◇◇◇

発行者　山下直久
発　行　株式会社KADOKAWA
〒102-8177　東京都千代田区富士見 2-13-3
電話　0570-002-301（ナビダイヤル）
装 丁 者　緒方修一（ラーフイン・ワークショップ）
ロゴデザイン　good design company
オビデザイン　Zapp!　白金正之
印 刷 所　株式会社暁印刷
製 本 所　本間製本株式会社

角川新書

ISBN978-4-04-082493-2 C0295

KADOKAWAの新書 好評既刊

ブラック・チェンバー
米国はいかにして外交暗号を盗んだか
H・O・ヤードレー
平塚柾緒（訳）

ワシントン海軍軍縮会議で日本側の暗号電報五千通以上が完全に解読されていた。米国暗号解読室「ブラック・チェンバー」の内幕を創設者自身が暴露した問題作であり一級資料、待望の復刊！ 国際〝諜報戦〟の現場を描く秘録。解説・佐藤優

陰陽師たちの日本史
斎藤英喜

平安時代、安倍晴明を筆頭に陰陽師の名声は頂点を迎えたが、その後は没落と回復を繰り返していく。秀吉に追放された土御門久脩、キリスト教に入信した賀茂在昌……。千年の時を超えて受け継がれ、現代にまで連なる軌跡をたどる。

人間は老いを克服できない
池田清彦

人間に「生きる意味」はない――そう考えれば老いるのも怖くない。自分は「損したくない」――そう思い込むからデマに踊らされる。世の中すべて「考え方」と「目線」次第。人気生物学者が社会に蔓延する妄想を縦横無尽にバッサリ切る。

地名散歩
地図に隠された歴史をたどる
今尾恵介

内陸長野県に多い「海」がつく駅名、「町」という名の村、無人地帯に残存する「幻の住所」……全国の不思議なところを取りあげ、由来をひもとく。北海道から沖縄まで地図上で日本全国を飛びまわりながら、奥深い地名の世界へご案内！

ヒストリカル・ブランディング
脱コモディティ化の地域ブランド論
久保健治

歴史とは模倣できない地域性である。相変わらずのハード（箱もの）頼みなど、観光マーケティングはズレ続けている。各地で歴史文化と観光の共生に取り組む研究者・経営者が、無形価値を可視化する方法など差別化策を具体的に解説する。